Dr. med. Lüder Jachens

Hautkrankheiten
ganzheitlich heilen

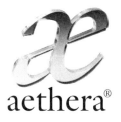

die heilenden Kräfte im Menschen stärken,
die Bildung des eigenständigen Urteils unterstützen,
die Initiativbereitschaft von Patienten und Verbrauchern fördern.

An der Herausgabe des Aethera-Programmes wirken mit:
der Verein für Anthroposophisches Heilwesen,
die Heilmittelfirma Weleda, die Gesellschaft Anthroposophischer Ärzte
und die Medizinische Sektion am Goetheanum.

Über dieses Buch:

Dieses Buch kann als Ratgeber bei akut auftretenden Hautkrankheiten benutzt werden, indem man unter der betreffenden Hautstörung nachliest über Krankheitsbild, Ursachen und Behandlung.

Den Wunsch vieler Menschen, sich umfassend zu informieren über das Bild der Haut und über Fragen der kranken Haut, versucht das vorliegende Buch aus der Sicht und mit der Erfahrung eines Hautarztes zu erfüllen, der in der täglichen Praxis erlebt, welch wertvolle Hilfe, Anregung und Herausforderung die anthroposophische Menschenkunde zur Erweiterung der Medizin bereithält.

Über den Autor:

Dr. med. Lüder Jachens, geboren 1951 in Bremen. Während des Medizinstudiums in Göttingen und Kiel Mitarbeit in anthroposophisch-medizinischen Studentengruppen. Nach der Weiterbildung zum Hautarzt und Allergologen ärztliche Tätigkeit in einem anthroposophischen Krankenhaus für innere Medizin. Seit 1992 niedergelassen als Hautarzt in Gemeinschaftspraxis mit der Ehefrau in Stiefenhofen / Allgäu. Aufbau des Christophorus-Therapeutikums, Stiefenhofen. Vortragstätigkeit, Dozent am medizinischen Seminar der Lukasklinik in Arlesheim (Schweiz).

Dr. med. Lüder Jachens

Hautkrankheiten ganzheitlich heilen

Ein Ratgeber aus
anthroposophischer Sicht

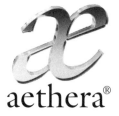

Ein wichtiger Hinweis

Dieses Buch kann nicht den Hautarzt ersetzen.
Deshalb erfolgt eine eindeutige Kennzeichnung der therapeutischen Maßnahmen, die durch den Arzt eingeleitet werden müssen, durch das Symbol (A) für Arzt.
Bei Ratschlägen für Maßnahmen, die der Patient selbst ergreifen kann, ohne den Arzt hinzuzuziehen, steht das Symbol (S) für die Selbstmedikation.

Sämtliche Angaben und Empfehlungen in diesem Buch wurden mit größter Sorgfalt überprüft und in Übereinstimmung mit dem neusten Wissensstand erarbeitet. Bei Heilmittel- oder Therapieempfehlungen handelt es sich um eine subjektive Auswahl ohne Anspruch auf Vollständigkeit, in der sich die Verordnungspraxis des Autors spiegelt. Die Nennung von Handelsnamen oder Warenbezeichnungen geschieht im Rahmen der allgemeinen Pressefreiheit ohne Rücksicht auf Erzeugerinteressen; eine Werbeabsicht ist damit keinesfalls verbunden.
Angaben zu Medikamenten und therapeutischen Maßnahmen erfolgen unter der Einschränkung, dass Angaben zu Dosierungen und Applikationen durch neue Erkenntnisse in der Forschung, klinische Erfahrungen und das sich verändernde Angebot an Präparaten dem Wandel der Zeit unterworfen sein können. Da auch menschliche Irrtümer oder Druckfehler nie ganz auszuschließen sind, wird für Anwendungs- und Dosierungshinweise sowie für die Wirkung der Präparate keine Gewähr übernommen.
Jeder Benutzer wird dringend aufgefordert, die Angaben in diesem Buch anhand der Herstellerinformationen auf dem Beipackzettel auf ihre Richtigkeit zu überprüfen und die dort gegebene Empfehlung für die Dosierung und Kontraindikationen zu beachten. Eine Haftung von Seiten der Autorin / des Autors oder des Verlags für Personen-, Sach- und Vermögensschäden ist ausgeschlossen.
Zu beachten ist des weiteren, daß in Zweifelsfällen immer ein Arzt aufgesucht werden sollte, insbesondere wenn die Beschwerden über mehrere Tage andauern. Die Angaben in diesem Buch sind weder bestimmt noch geeignet, einen notwendigen Arztbesuch zu ersetzen.
Für Fragen an den Verlag oder den Autor benutzen Sie bitte die dem Buch beiliegende Antwortkarte.

Der Autor und der Verlag

1. Auflage 1999
aethera im Verlag Freies Geistesleben & Urachhaus GmbH
Landhausstr. 82, 70190 Stuttgart
Internet: www.aethera.de
ISBN 3-7725-5004-5
Verlag Freies Geistesleben & Urachhaus GmbH, Stuttgart
Druck: Offizin Chr. Scheufele, Stuttgart

Inhalt

Anthroposophische Menschenkunde ermöglicht eine neue Sicht der Haut 11

Das Bild der Haut 15

Anatomischer Aufbau der Haut 17

Die Oberhaut 17

Die Lederhaut 22

Die Unterhaut 27

Die Haut und der viergliedrige Mensch 29

Das ganzheitliche Prinzip der anthroposophischen Menschenkunde 31

Die geistige Ebene: das Ich 33

Die seelische Ebene 34

Die Ebene des Lebens 36

Die physische Ebene 37

Die Haut und der dreigliedrige Mensch 38

Nerven-Sinnessystem 38

Stoffwechsel-Gliedmaßensystem 40

Das Rhythmische System 42

Die Haut im Spannungsfeld von Stoff und Form 45

Gegensatz und Wirkung von Stoff- und Formkräften 45

Der Säureschutzmantel der Haut 51

Warum ist der Mensch nackt? 52

Die kranke Haut 57

Die Aufgabe dieses Ratgebers 57

Ursachen von Hautkrankheiten 60

Hauterkrankung und Hefebesiedlung des Darmes 61

Die Behandlung von Hautkrankheiten 65

Die Behandlung der Haut von Kindern 68

Zur Behandlung mit Kortison 69

Die Hautkrankheiten 71

Neurodermitis 71

Schuppenflechte (Psoriasis vulgaris) 93

Kontaktekzem 99

Lidekzem 106

Handekzem 107

Unterschenkelekzem 110

Windeldermatitis 111

Ekzem des alten Menschen (Altersekzem) 112

Seborrhoisches Ekzem 113

Akne 115

Kupferfinne (Rosazea) 120

Periorale Dermatitis (Hautentzündungen am Mund) 121

Nesselsucht (Urticaria) 122

Sonnenallergie (polymorphe Lichtdermatose) 126

Haarausfall 128

Kreisrunder Haarausfall 130

Weißfleckenkrankheit (Vitiligo) 131

Braune Muttermale, Leberflecken (Pigmentnaevi) 132

Feuermale und Blutschwämme 134

Alterswarzen (seborrhoische Warzen) 135

Altersflecken (Lentigines) 135

Altershaut 136

Melanom (schwarzer Hautkrebs) 139

Basaliom 149

Spinaliom und aktinische Keratose 150

Haarbalgentzündung (Follikulitis) 151

Furunkel 152

Abszeß 153

Grützbeutel (Epidermiszyste) 154

Eiterflechte (Impetigo contagiosa) 155

Wundrose (Erysipel) 155

Kleieflechte (Pityriasis versicolor) 157

Röschenflechte (Pityriasis rosea) 158

Pilzerkrankungen der Haut:

– Talerflechte (Tinea corporis) 159

– Fußpilz (Tinea pedum) 160

– Nagelpilz (Onychomykose) 162

Gewöhnliche Warzen (Verrucae vulgares) 163

Dellwarzen (Mollusca contagiosa) 164

Herpes 165

Gürtelrose (Herpes zoster) 166

Krätze (Scabies) 168

Kopfläuse 169

Insektenstiche (-bisse) 170

Eingewachsene Nägel (Paronychie) 173

Krampfaderleiden (Varikosis) 174

Zur Metamorphosenreihe der Zeichnungen von Hans-Jörg Palm 180

Fachbegriffe – kurz erklärt 182

Nützliche Adressen 184

Literaturhinweise 189

Register 191

Müsset im Naturbetrachten

Immer eins wie alles achten:

Nichts ist drinnen, nichts ist draußen;

Denn was innen, das ist außen.

So ergreifet ohne Säumnis

Heilig öffentlich Geheimnis.

Johann Wolfgang von Goethe

Einleitung **11**

Anthroposophische Menschenkunde ermöglicht eine neue Sicht der Haut

Es gibt einige gute Patientenratgeber auf dem Büchermarkt, mit denen der Laie sich einen Überblick über hautärztliche und kosmetische Möglichkeiten der Behandlung der Haut verschaffen kann. Daß diesen hiermit ein weiteres Buch hinzugefügt wird, hat seine Berechtigung darin, daß im folgenden die neuen Möglichkeiten beschrieben werden, die sich für die Behandlung der kranken Haut ergeben, wenn die naturwissenschaftlich fundierte Medizin durch eine anthroposophische Menschenkunde ergänzt wird. Dadurch wird nämlich der Blick geweitet und bezieht Zusammenhänge zwischen Haut und Gesamtorganismus und auch zwischen Haut und Seele mit ein in einer Art, wie das rein naturwissenschaftlich nicht möglich ist.

In dem ersten Teil dieses Buches wird als Grundlage für das Folgende das Bild der Haut beschrieben, wie es sich aus der anthroposophischen Menschenkunde ergibt. Im zweiten Teil wird die kranke Haut in ihren häufigsten Krankheitsformen beschrieben sowie Möglichkeiten anthroposophisch-medizinischer Behandlung.

Neue Möglichkeiten zur Behandlung von Hautkrankheiten

12 Einleitung

Veränderte Anforderungen an Körper, Seele und Geist

Der Mensch an der Jahrtausendwende ist auf den verschiedenen Ebenen seines Daseins den vielfältigsten Belastungen ausgesetzt. Chemisch synthetisierte Stoffe, zwar hin und wieder naturidentisch, aber keinesfalls aus der Natur stammend, fordern eine physische Bewältigung durch den Stoffwechsel. Hektik und Mangel an Rhythmus im täglichen Leben kosten Vitalität. Reizüberflutung und eine Vielzahl an menschlichen Kurz-Kontakten müssen seelisch verarbeitet werden. Auf der geistigen Ebene des Seins erlebt der Mensch die Notwendigkeit des Lebens einer eigenen Biographie, unabhängig und individuell, ohne die noch vor hundert Jahren vorhandene soziale Einbettung in ein Dorf, eine Stadt, eine Berufsgruppe und so weiter. Dieses alles sind Wirkungen auf den Menschen, die die heutige Umwelt für jeden von uns bereithält und deren Verdauung eine seelisch-geistige und körperliche Gesundheit voraussetzt.

Zeitkrankheiten der Haut

Wir sind in wesentlich stärkerem Maße als in früheren Zeiten aufgefordert, Grenzen zu bilden, sowohl seelisch als auch leiblich. Wenn dies nicht gelingt, gibt es „Grenzprobleme" seelischer oder leiblicher Art. Solch ein Problem kann körperlich „nach innen schlagen", zum Beispiel auf den Magen als Magenübersäuerung oder sogar als Magenschleimhautentzündung. Oder es wirkt sich außen auf der Haut aus, «es schlägt nach außen» als Ausschlag. Hierin sehen wir die tieferen Ursachen für die Zunahme von Allergien und zahlreichen Hautkrankheiten.

So kann man von Zeitkrankheiten der Haut sprechen, deren Zunahme in den Besonderheiten der heutigen Zeit ihre Ursache hat, allen voran die Neurodermitis und das Melanom.

Diese Situation macht den Wunsch vieler Menschen verständlich, sich umfassend zu informieren über das Bild der Haut und über Fragen der kranken Haut. Das vorliegende Buch versucht, diesen Wunsch aus der Sicht und mit der Erfahrung eines Hautarztes zu erfüllen, der in der täglichen Praxis erlebt, welch wertvolle Hilfe, Anregung und Herausforderung die anthroposophische Menschenkunde zur Erweiterung der Medizin bereithält.

Andererseits kann dieses Buch nicht den Hautarzt ersetzen. Deshalb erfolgt eine eindeutige Kennzeichnung der therapeutischen Maßnahmen, die durch den Arzt eingeleitet werden müssen, durch das Symbol (A) für Arzt.

Bitte beachten Sie die Symbole (A) und (S)

Bei Ratschlägen für Maßnahmen, die der Patient selbst ergreifen kann, ohne den Arzt hinzuzuziehen, steht das Symbol (S) für die Selbstmedikation.

Danksagung

Ich danke meiner Frau, der Allgemeinärztin Dr. med. Christa-Johanna Bub-Jachens, für die vielen fruchtbaren Gespräche während der täglichen Zusammenarbeit in der Gemeinschaftspraxis, ohne die dieses Buch nicht zustande gekommen wäre.

Lüder Jachens

Stiefenhofen, Allgäu
Im Herbst 1998

Der Sitz der Seele ist da,

wo sich Innenwelt und Außenwelt berühren.

Wo sie sich durchdringen,

ist er in jedem Punkte der Durchdringung.

Novalis

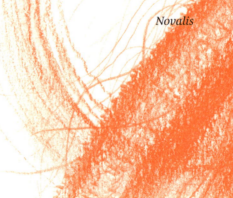

Das Bild der Haut

Wenn man heute eine Aussage machen will über die physisch-materielle Seite von Mensch und Natur, so kann man dieses nicht tun, ohne die Ergebnisse naturwissenschaftlicher Forschung umfassend einzubeziehen. Die geistesgeschichtliche Entwicklung des Menschen zielt mit Notwendigkeit hin auf die Ausarbeitung einer hochdifferenzierten wissenschaftlichen Methode, mit der Mensch und Natur auf dem den Sinnesorganen zugänglichen Wege erforscht werden können.

Die naturwissenschaftliche Methode bedient sich dabei der Analyse, das heißt der Zergliederung, Zerlegung und Trennung eines Ganzen in seine Teile. Betrachtet man das Hautorgan des Menschen auf diese Weise, so ergibt sich ein dermatologisches (= hautärztliches) Wissen, das hauptsächlich durch feingewebliche Untersuchung unter dem Mikroskop des Histologen (Histologie = Lehre von den Geweben des Körpers) gewonnen wird, verfeinert durch Erkenntnisse der Biochemie. Letztere erforscht mit den Methoden der Chemie die Lebensvorgänge in einem lebendigen Organismus. Das auf diesem Wege gewonnene Wissen über die Haut soll zunächst vor dem Leser ausgebreitet werden.

Es wird anschließend ergänzt durch das menschenkundliche Bild der Haut, wie es aus einer anthroposophisch erweiterten Medizin entwickelt werden kann.

Anatomischer Aufbau der Haut 17 / Die Haut und der viergliedrige Mensch 29 / Die Haut und der dreigliedrige Mensch 38 / Die Haut im Spannungsfeld von Stoff und Form 45 / Der Säureschutzmantel der Haut 51 / Warum ist der Mensch nackt? 52

Anatomischer Aufbau der Haut

Gewöhnlich unterteilt man die Haut in drei Schichten: die Hornzellen bildende Oberhaut, die dehnbare und mechanischen Belastungen standhaltende Lederhaut und die polsternde und Wärme in Form von Fett speichernde Unterhaut.

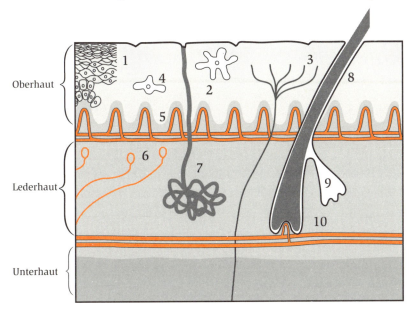

Abb. 1: Feingewebliches Bild der Haut

1 Hornzellen / 2 Abwehrzellen / 3 Nervenfasern / 4 Pigmentbildner / 5 Papillen mit Blutgefäßen / 6 Sinneszellen / 7 Schweißdrüse / 8 Haar / 9 Talgdrüse / 10 Haarwurzel

Die Oberhaut

In der Oberhaut fällt unter dem Mikroskop eine weitere Schichtung auf: In einer nach innen zu gelegenen Schicht am Grund der Oberhaut liegen pflastersteinartig nebeneinander sich ständig teilende, ganz von Leben erfüllte Mutterzellen. Die für ihren Stoffwechsel nötigen Stoffe erhalten sie aus dem aufbauenden Sub-

18 Das Bild der Haut

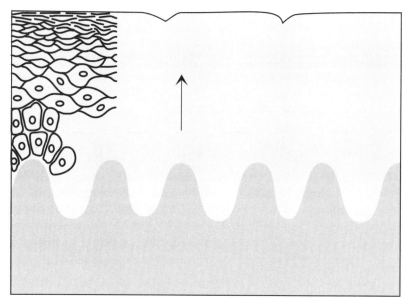

Abb. 2:
Wanderung der
Hornzellen durch
die Oberhaut

stanzsstrom, der mit den feinen Blutgefäßen der oberen Lederhaut direkt bis unter die Oberhaut dringt. Oberhaut und Lederhaut sind nur durch eine ganz feine Haut, die sogenannte *Basalmembran*, voneinander getrennt.

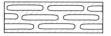

Abb. 3:
Hornzellen
und Fettlamellen

Aus einer steten Zellteilung gehen laufend neue Zellen hervor, die reifend durch die Schichten der Oberhaut bis an deren Oberfläche geschoben werden. Dabei bilden sie in das Zellinnere Hornsubstanz, ein Eiweiß, aus und geben nach außen Fettlamellen in den Raum zwischen den Zellen ab. Hierbei schwindet ihre Vitalität nach und nach, was an den kleiner werdenden und zuletzt zerfallenden Zellkernen zu erkennen ist. Schließlich verlassen die Hornzellen von der obersten Schicht, der *Hornschicht*, aus als tote Schuppe die Hautoberfläche.

Schuppenbildung Ein gewisses Maß an dauernder, gleichbleibender, feiner Schuppung gehört also zur gesunden Haut, so daß des Menschen

Anatomischer Aufbau der Haut 19

alltägliche Umgebung durchsetzt ist von feinen Hautschüppchen. Sie bilden zum Beispiel einen beachtlichen Bestandteil des Hausstaubs und werden von den sogenannten Hausstaubmilben gefressen. 10 Gramm Schuppen lösen sich täglich von der Haut; das sind 2 Milliarden Hornzellen pro Tag. Ausreifung von Substanzen und Absterben von Hornzellen in der Oberhaut finden also parallel statt.

Von der Geburt einer neuen Hornzelle in der unteren Schicht bis zu deren Abschuppung auf der Hautoberfläche vergehen im gesunden Zustand 28 Tage, das heißt ein Mondzyklus. Der Mond hat in der gesamten Natur einen Einfluß auf alle Lebens- und Wachstumsvorgänge, wobei seine Wirkung beim Gang durch den Tierkreis eine sich alle paar Tage ändernde Modifikation erfährt. So weist auch die Vitalität der Oberhaut und das zu ihr gehörige Haar die Signatur des Mondes auf. *Hornbildung und Mondzyklus*

Von der gesunden Ausreifung von Horn und Fett in der Oberhaut ist die Fähigkeit der Haut abhängig, einen Abschluß zu bilden gegenüber dem Eindringen körperfremder und dem Austreten körpereigener Substanzen. Fehlen bestimmte biochemische Bausteine in den Fettlamellen zwischen den Hornzellen, so können zum Beispiel Witterungseinflüsse und Seifen die Haut stärker angreifen und schädigen. *Horn und Fett bieten Schutz nach außen*

In der Hornschicht der Oberhaut ist zwischen den Zellen Wasser gebunden (ca. 10 bis 20 % der Substanz der Hornschicht) durch bestimmte Stoffe, allen voran durch Harnstoff. Dieser ist ein Baustein aus dem Eiweißstoffwechsel; wo genügend Harnstoff vorhanden ist, herrscht ein kräftig impulsierter Stoffaufbau. In der mehr oder weniger ausgebildeten Fähigkeit der Haut, Wasser zu halten, ist ein Gradmesser für das Maß ihrer Vitalität gegeben. Denn Lebensvorgänge sind an Wasser gebunden. Tritt eine Verarmung der Hornschicht an Harnstoff auf, so wie es beim Menschen der Fall ist, der konstitutionell zur Neurodermitis neigt, dann trocknet die Haut aus; Wasser geht nach außen verloren. *Harnstoff reguliert den Wasserhaushalt der Hornschicht*

Das Bild der Haut

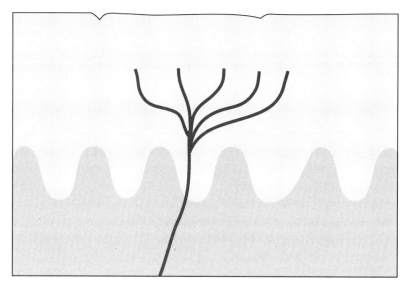

Abb. 4:
Nervenfasern in
der Oberhaut

Nervenzellen reichen bis in die Oberhaut

In der Oberhaut finden sich jedoch noch weitere Zellarten: Zwischen den Hornzellen laufen Nervenfasern entlang, mit ihren freien Nervenendigungen bis in deren mittlere Schichten vordringend. Damit reicht das Nervensystem bis auf Bruchteile von Millimetern unter die Oberfläche der Haut, so daß der über die Haut streichende Finger quasi auf den sensiblen Nerven liegt und wahrgenommen wird. Pro Quadratzentimer Haut gibt es 150 freie Nervenendigungen. Die Nervenfasern in Oberhaut und Lederhaut zusammen messen in einem Quadratzentimeter insgesamt 4 Meter.

Während der Embryonalentwicklung entstehen sowohl die Oberhaut als auch das gesamte Nervensystem aus dem sogenannten äußeren Keimblatt; dieser gemeinsame Ursprung macht die Verwandt- schaft von Oberhaut und Nerv deutlich. Die Lage der Nervenendigungen in Schichten der Oberhaut, in denen die Vitalität deutlich zurücktritt, weist auf verborgene Zusammenhänge hin, auf die später ausführlich eingegangen werden soll.

Anatomischer Aufbau der Haut 21

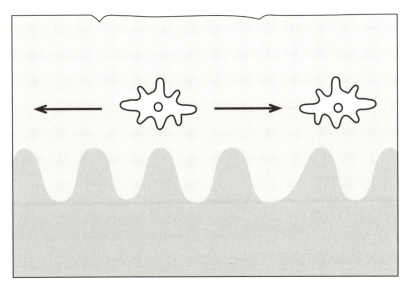

Abb. 5:
Pigmentbildner
in der Oberhaut

Die Sinneswahrnehmung der freien Nervenendigungen mit ihren organischen Abbaukräften gehört mehr zum Todespol der Oberhaut. Im Gegensatz dazu ist der Farbstoffe aufbauende Stoffwechsel der Pigmentbildner oder Melanozyten in der untersten, lebendigsten Schicht der Oberhaut lokalisiert. Diese Zellen sind im vierten Embryonalmonat aus der Neuralleiste, der Vorstufe des Rückenmarks, in die Oberhaut eingewandert. Noch bis zum Lebensende des Menschen sind sie beweglich und ständig zwischen den jungen Hornzellen unterwegs, um sie mit bräunendem Farbstoff zu betanken.

Pigmentbildner färben die Hornzellen braun

Ein Pigmentbildner ist für sieben Hornzellen zuständig. Diese lagern das Pigment zur Oberfläche der Haut hin, also der Sonne zugewandt, über dem Zellkern in ihren Zelleib ein, so daß sich ein regelrechter Sonnenschirm bildet. Damit wird das im Zellkern festliegende Erbgut vor den verändernden Wirkungen des UV-Anteils des Sonnenlichtes geschützt.

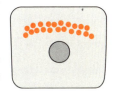

Abb. 6:
Hornzelle
mit Pigment

Das Bild der Haut

Abb. 7: Verzahnung von Oberhaut und Lederhaut

In den unteren Schichten der Oberhaut finden sich Abwehrzellen, die die Aufgabe haben, von außen eindringende Fremdstoffe wahrzunehmen und sie an weiter nach innen gelegene Teile des Immunsystems zu melden. Auf diese Information hin kann dann gegebenenfalls eine Abwehrreaktion des Organismus erfolgen. Die Unterscheidung zwischen fremd und eigen beginnt also schon in der Oberhaut.

Die Lederhaut

Oberhaut und Lederhaut sind durch Wölbungen (Papillen) verbunden

Die Lederhaut hat ihren Namen vom Leder, das ja eine Tierhaut darstellt, von der Oberhaut und Haare sowie sämtliche Teile der anhängenden Unterhaut entfernt wurden. Ihre Gerbung führt zu einer Ausfällung und Haltbarmachung der Eiweiße. Leder stellt also die reine mittlere Schicht der Haut dar, eben die Lederhaut. Oberhaut und Lederhaut sind intensiv miteinander verzahnt, indem sich Zap-

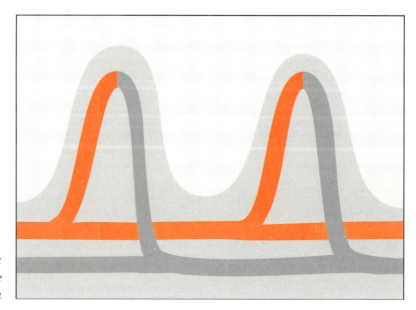

Abb. 8: Papille mit Kapillaren

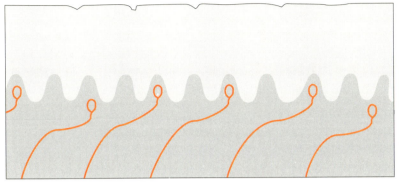

Abb. 9:
Sinneszellen in der oberen Lederhaut

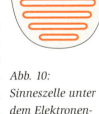

Abb. 10:
Sinneszelle unter dem Elektronenmikroskop

fen junger Hornzellen nach innen in die gegenläufig emporgewölbte Lederhaut hineinschieben. Diese in regelmäßigem Auf und Ab geformte obere Grenze der Lederhaut ist intensiv durchblutet. Eine Wölbung der Lederhaut in die Oberhaut nennt man Papille. Sie enthält Blutgefäße, die, vom Herz kommend, als Arterien das Blut in deren Spitze führen, um es als Venen wieder zurück in das Körperinnere, dem Herzen zu, fließen zu lassen. Das Rot dieser Blutgefäße leuchtet durch die Oberhaut hindurch, deswegen erscheint die Haut rosig bei guter Durchblutung und blaß bei Rückzug des Blutes aus der Peripherie des Organismus in dessen Zentrum. Die Blutgefäße, die sich in einem Quadratzentimeter Haut finden, sind insgesamt etwa 1 Meter lang.

In den Papillen und an deren untersten Grenze liegen kompliziert aufgebaute Sinneszellen für die Wahrnehmung verschiedener Sinnesqualitäten. Die Struktur dieser Sinneszellen, die nicht mehr nur durch ein Lichtmikroskop, sondern durch das wesentlich feiner auflösende Elektronenmikroskop erforscht wurde, gleicht einem Beutel mit einem hohen Stapel an Wurst- oder Käsescheiben: Das Innere dieser Zellen weist eine gewaltige Anhäufung feiner Membranen auf; hier wird die Sinneswahrnehmung dadurch ermöglicht, daß Häute, Oberflächen, Grenzen übereinandergelagert und damit ihre Wirkungen sozusagen potenziert werden.

In den Papillen sind die Sinneszellen konzentriert

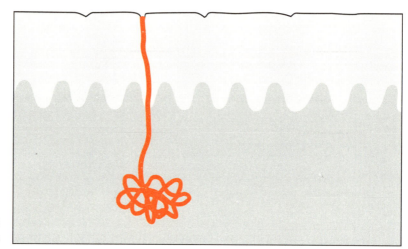

Abb. 11: Schweißdrüse

Zusammensetzung der Lederhaut

Die Lederhaut ist von oben bis unten ausgefüllt von einem Geflecht an Fasern mit unterschiedlicher Dehnbarkeit und Festigkeit und mit einer schleimartigen Grundsubstanz, die aus einer Lösung von Eiweißen und Salzen besteht und in Zusammensetzung und Reaktionsfähigkeit für den Gesamtorganismus eine ähnliche Einheitlichkeit hat wie Blut und Lymphe. Fasern und Grundsubstanz bilden den Träger für die verschiedenen Strukturen der Lederhaut. Die Grundsubstanz verleiht der Haut die lebendige Spannung, während ihr das Fasergeflecht Festigkeit gegenüber mechanischer Belastung gibt. Die Sinneszellen liegen, wie oben beschrieben, mehr in der oberen Schicht der Lederhaut; demgegenüber finden sich Schweißdrüsen, Talgdrüsen und Haarzwiebeln in der untersten Schicht und an der Grenze zur Unterhaut. Dort ist also der Aufbau der Drüsensekrete und des Haares lokalisiert.

Die Schweißdrüsen

Die Schweißdrüsen haben einen Schweiß produzierenden unteren Teil, der als langer, knäuelartiger Schlauch auf engem Raum zusammengedrängt liegt; von dort aus windet sich der Ausführungsgang korkenzieherartig an die Hautoberfläche. Mit dem

Schweiß werden zahlreiche Stoffe ausgeschieden, unter anderem auch Salze, die 0,2 bis 0,3 % des Schweißes ausmachen. Mit dieser Aufgabe, Stoffwechselprodukte auszuscheiden, haben die Schweißdrüsen eine gewisse Verwandtschaft mit den Nieren. So enthält der Schweiß in geringen Konzentrationen sämtliche Harnbestandteile. Zudem reguliert er durch die Kälte, die bei seiner Verdunstung entsteht, die Körpertemperatur. Die Schweißsekretion wird durch nervliche Impulse gesteuert. Die Dichte der Schweißdrüsen in der Haut ist je nach Lokalisation sehr verschieden: Auf dem Rücken finden sich 55, am Bauch 155, in den Handtellern 375 bis 425 und in den Ellenbeugen gar 751 Schweißdrüsen pro Quadratzentimeter Haut.

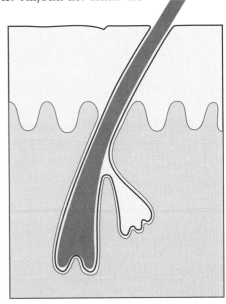

Abb. 12: Talgdrüse

Die Talgdrüsen

Demgegenüber sind die Talgdrüsen nur mit 15 pro Quadratzentimeter vertreten. Sie haben einen gemeinsamen Ausgang an die Hautoberfläche mit den Haaren; jeder Haarbalg hat «seine» Talgdrüse. Der Talg spreitet ölähnlich auf der Hautoberfläche und hat zusammen mit den Fettlamellen zwischen den Hornzellen die Aufgabe des Schutzes der Haut. Der Einfluß männlicher Hormone verstärkt die Talgproduktion; dies ist nicht nur beim Mann so, sondern kann auch bei der Frau der Fall sein, wenn sich das Verhältnis der weiblichen zu den männlichen Hormonen verschiebt. Die Talgdrüsen haben eine gewisse Verwandtschaft zur Leber, die ja mit der Galle auch intensiv ausscheidet. Zudem ist die Leber das zentrale Organ des Fettstoffwechsels.

Die Duftdrüsen

Als dritte Drüsenart trägt die Haut Duftdrüsen; sie finden sich in geringer Dichte nur in den Achselhöhlen, um die Brustwarzen und im Genitalbereich. Der «Duft» entsteht durch bakterielle Zersetzung der Drüsensekrete; so ist es auch bei den Schweißdrüsen. Der dadurch mitbestimmte körpereigene Geruch wird heute bekämpft durch häufiges Duschen und den Einsatz synthetischer Duftstoffe. Nicht selten sind Austrocknungsekzeme und Allergien der Preis.

Die Poren der Haut   Die Öffnungen der Ausführungsgänge aller Drüsen zusammen bilden die Poren der Haut, die im Gesicht dem bloßen Auge sichtbar, in anderen Körperregionen jedoch kaum erkennbar sind. Grobporigkeit im Gesicht weist auf eine intensive Tätigkeit der Talgdrüsen hin, die hier, wie auch im Bereich des Haupthaares, dichter liegen. Durch die Poren wird ausgeschieden; durch die Poren kann die Haut aber auch Substanzen aufnehmen. Denn mit jeder Pore ist die Barriere der Oberhaut durchbrochen, und Stoffe können gegen den Strom der Sekrete in die Tiefe wandern. So ist die Aufnahme von Stoffen am behaarten Kopf durch die besonders hohe Dichte an Haarbalgöffnungen besonders hoch; das kommt zum Beispiel bei einer Haarpackung mit ihrer regelrecht ernährenden Wirkung zum Tragen.

Aufnahmefähigkeit der Haut   Erst in den letzten Jahren wurde man darauf aufmerksam, daß die Oberhaut gegenüber dem Eindringen von Substanzen von außen keinen hundertprozentigen Abschluß bildet. Heute nutzt man diese Offenheit, indem man Medikamente über die Haut in den Organismus bringt. Beispiele hierfür sind Hormonpflaster für Frauen nach den Wechseljahren, Nikotinpflaster für die Raucherentwöhnung und Nitroglyzerinpflaster für Patienten mit Herzkranzgefäßverengung. Kürzlich ist sogar ein Gel auf den Markt gekommen, mit dem dem weiblichen Organismus künstlich Hormone zugeführt werden.

Die Möglichkeit der Aufnahme von Stoffen über die Haut kann aber auch sehr negative Wirkungen haben. So sind Fälle bekannt geworden, in denen alte Menschen längere Zeit über schmerzenden Gelenken Rheumasalben angewandt haben, die bestimmte Arzneistoffe (nichtsteroidale Antirheumatika) enthielten. Durch chronische Aufnahme über die Haut kam es in der Folge durch diese Stoffe zu schweren Nierenschäden. Es ist also bei allem, was man auf die Haut bringt, zu beachten, daß daraus eine gewisse Belastung des Gesamtorganismus entstehen kann.

Als Gebilde, die ebenfalls in der Lederhaut ihren Standort haben, sind zuletzt die Haare und die Nägel zu betrachten, die sogenannten Hautanhangsorgane.

Das Haar wächst aus der Haarzwiebel, die mit Blut und Nerven versorgt ist, und schiebt sich durch den Haarbalg an die Hautoberfläche. Im feingeweblichen Schnitt durch die Haut zeigt sich, wie der Haarschaft im Haarbalg mit einem beeindruckend eleganten Schwung zielgerichtet durch die Haut tritt. Das Kopfhaar wächst am schnellsten (0,35 mm pro Tag), die feine Behaarung am Körper deutlich langsamer und am langsamsten die Behaarung der Augenbrauen (0,16 mm pro Tag). Haarfülle drückt im Erscheinungsbild eines Menschen am unmittelbarsten Vitalität und Gesundheit aus. Wenn man die Ähnlichkeit des sprießenden Haares mit dem Pflanzenwachstum vor Augen hat, ist das auch nachvollziehbar. Für Finger- und Zehennägel gilt: Auch hier sind Vitalität und Stoffwechselkraft eines Organismus offenbar. Die Fingernägel wachsen 0,086 mm pro Tag; die Zehennägel wachsen deutlich langsamer: 0,004 mm pro Tag. In Haar und Nagel ist ein Teil des menschlichen Körpers gegeben, der auf dem Wege zum Toten, Abgestorbenen sich befindet, ähnlich wie die Hornschuppe, jedoch deutlich länger am Körper verbleibend als diese.

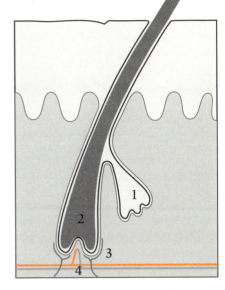

1 Talgdrüse 2 Haarwurzel
3 Nerven 4 Blutgefäße

Abb. 13: Haar

Haar- und Nagelwachstum drücken Vitalität aus

Die Unterhaut

Die am weitesten nach innen zu gelegene Schicht ist die Unterhaut, die gewöhnlich der Haut zugerechnet wird. Sie ist mehr oder

Fett ist gespeicherte Wärme

weniger von Fettgewebe erfüllt und dient damit der Ausgestaltung der Körperform. Dadurch hat sie eine plastische Aufgabe, die bei der Frau zu weicheren, runderen Formen führt als bei Männern. Zudem schützt sie Knochen und Organe im Inneren vor äußerem Stoß. Das Fett stellt eigentlich gespeicherte Wärme dar; daher kann man mit einem gewissen Recht bei dem Unterhautfettgewebe von Energiereserven sprechen.

Unterhaut-fettgewebe stellt Energiereserven bereit

Durch die heutige Neigung zur Überernährung sind diese Reserven jedoch oft zu groß. Dieses Zuviel an Unterhautfettgewebe – es brauchen nicht immer 10 bis 20 kg Übergewicht sein, es reichen manchmal schon 3 bis 4 kg über dem für die betreffende Person gesunden Gewicht – läßt einen Überschuß an Möglichkeit, Wärme zu erzeugen, entstehen. Eine im Organismus vagabundierende Wärme tritt auf, die eine Neigung zu Entzündungen mit sich bringen kann. Auch können die Lebensvorgänge an verschiedenen Orten im Organismus in ihrem gesunden Ablauf gestört werden. Beides kann die Neigung zu bestimmten Hautkrankheiten fördern.

Die Unterhaut besteht also hauptsächlich aus Fettgewerbe und ist Teil des Stoffwechselgeschehens. Wir sehen in ihr einen Anhang der unteren Lederhaut.

Im Überblick: Anatomischer Aufbau der Haut

Man unterteilt die Haut in drei Schichten: die Hornzellen bildende Oberhaut, die dehnbare und mechanischen Belastungen standhaltende Lederhaut und die polsternde und Wärme in Form von Fett speichernde Unterhaut.

Oberhaut und Lederhaut sind durch die sogenannte Basalmembran voneinander getrennt. Auf dieser sitzen die sich ständig teilenden, ganz von Leben erfüllten Mutterzellen der Hornzellenentwicklung, die über die feinen Blutgefäße der oberen Lederhaut aus dem Substanzstrom mit den lebensnotwendigen Stoffen versorgt werden. Die heranreifenden Hornzellen steigen nach oben, sterben ab und bilden die Hornschicht, von der sich die nunmehr toten Zellen als Schuppen lösen. Horn und Fett schützen die größtenteils unbehaarte Körperhaut des Menschen nach außen. Harnstoff regelt den Wasserhaushalt der Hornschicht; zu wenig Harnstoff führt zum Austrocknen der Haut. Nervenendigungen dringen bis in die Mitte der Hornschicht vor, bis auf Bruchteile von Millimetern unter die Oberfläche der Haut. Pigmentbildner färben die Hornzellen braun. Abwehrzellen melden Eindringlinge.

Oberhaut und Lederhaut sind durch Wölbungen (Papillen) verbunden. In den Papillen sind die Sinneszellen konzentriert. Die Sinneszellen liegen hauptsächlich in der oberen Schicht der Lederhaut; demgegenüber finden sich Schweißdrüsen, Talgdrüsen und Haarzwiebeln in deren unterster Schicht und an der Grenze zur Unterhaut. Die Öffnungen der Ausführungsgänge von Schweißdrüsen, Talgdrüsen und Duftdrüsen bilden die Poren der Haut. Als Gebilde, die auch in der Lederhaut ihren Standort haben, sind die Haare und die Nägel zu betrachten, die sogenannten Hautanhangsorgane.

Die Unterhaut ist mehr oder weniger von Fettgewebe erfüllt und dient damit der Ausgestaltung der Körperform. Fett stellt gespeicherte Wärme dar; daher kann man mit einem gewissen Recht bei dem Unterhautfettgewebe von Energiereserven sprechen.

Die Haut und der viergliedrige Mensch

Hiermit ist nun ein Bild des anatomischen Aufbaus der Haut gegeben, wie es sich der feingeweblichen Untersuchung ergibt. Diesem Bild läßt sich zwar schon vieles entnehmen; es ist jedoch wie eine Momentaufnahme. In bezug auf das Nacheinander eines sich im Zeitenlauf ändernden Geschehens ist es die Abbildung eines Augenblicks.

Die Haut muß umfassender, dynamischer betrachtet werden

So ist es bei einer Pflanze, deren Wesen sich erst dann offenbart, wenn man sie in den verschiedenen Phasen des Keimens, Sprossens, Blühens, Fruchtens und Vergehens sowie Ruhens im Samen im Laufe eines gesamten Jahres kennengelernt hat. Zudem ist es wichtig, die Umgebung der Pflanze zu betrachten: Ihre Gestalt wird durch feuchte Talgründe oder lichte Bergeshöhen modifiziert. Auch die Haut muß in dieser Weise umfassender, dynamischer betrachtet werden. Die isolierte analytische Untersuchung des Hautorgans kann ihren Zusammenhang mit dem Gesamtorganismus nicht beleuchten.

Hauterkrankungen werfen Fragen nach dem Wesen der lebendigen Haut auf

Die Frage nach dem Kräftewirken in der lebendigen Haut, aus dem die physischen Gegebenheiten hervorgehen, bleibt unbeantwortet. Die Haut ist eben keinesfalls wie eine «Wurstpelle» (der Vegetarier unter den Lesern möge dieses Bild verzeihen), die den Körper überzieht und zusammenhält. Denn es stellt sich ja doch bei der Haut des Menschen die Frage: Wie drückt sich in ihr und durch sie Seelisches aus; wie drückt sich die geistige Seinsebene des Menschen aus? Auf diese Fragen kann und will die naturwissenschaftlich fundierte Medizin keine Antworten geben. Aber daß diese Fragen berechtigt sind, das wird spätestens angesichts einer schweren Hauterkrankung eines Menschen erlebbar, der fragt: Wieso wurde gerade ich krank? Was hat diese Krankheit mit mir zu tun? Oder es stellen sich Fragen aus dem Zustand der gesunden Haut: Warum bin ich blond oder schwarzhaarig? Warum habe ich so viele Muttermale?

Anthroposophische Menschenkunde löst das Problem der einseitigen Betrachtungsweise

Um einer Beantwortung dieser Fragen näher zu kommen, muß nach Ideen gesucht werden, die der Vielschichtigkeit des menschlichen Wesens gerecht werden. Dann wird es möglich, die rein auf das Physische gerichtete naturwissenschaftliche Forschung zu ergänzen. Dabei erweist sich die Anthroposophie, deren Begründer Rudolf Steiner (1861 – 1925) war, als ein unerschöpflicher Fundus an weisheitsvollen Einsichten, mit denen sich das Problem der naturwissenschaftlichen Einseitigkeit lösen läßt. Zu diesem Zweck sollen im folgenden einige wichtige Ideen der anthroposophischen

Menschenkunde beschrieben werden. Sie sind die Grundlage, auf der alles ruht, was der Autor in diesem Buch über Gesundheit und Krankheit des Hautorgans ausführt. Er hegt die Hoffnung, daß bei der Lektüre erlebbar wird, wie sich die Medizin mit Hilfe der ganzheitlichen anthroposophischen Sicht fruchtbar erweitern läßt.

Das ganzheitliche Prinzip der anthroposophischen Menschenkunde

Seit Jahrtausenden pflegt die Menschheit die Verbindung ihres höheren Selbst mit dem göttlichen Ursprung allen Seins. Erst in der Neuzeit ist die geistige Natur des Menschen in Frage gestellt durch ein materialistisch orientiertes Denken, das glaubt, alle höheren Seinsebenen des Menschen auf materielle Vorgänge zurückführen zu können. Eine aus diesem Denken entspringende wissenschaftliche Grundhaltung ist der Reduktionismus, der den geistbegabten Menschen auf ein hochentwickeltes Tier, das beseelte Tier auf eine kompliziert funktionierende Pflanze und die lebendige Pflanze auf einen differenzierten physischen Mechanismus zurückführt. Diese Entwicklung läßt Religion und Naturwissenschaft im menschlichen Kulturleben auseinanderfallen. Auch die Kunst, die eigentlich eine Wesenserkenntnis des Menschen voraussetzt, fällt heute aus ihrem Zusammenhang mit Religion und Wissenschaft heraus. Demgegenüber besteht in jedem Menschen ein Bedürfnis, eine Sehnsucht nach Erkenntnis seines eigenen Wesens und nach dem Göttlichen in der Welt.

Ein Grundbedürfnis des Menschen

Die Anthroposophie möchte diesem Grundbedürfnis in einer Art entsprechen, die dem heutigen Menschen gerecht wird. Sie vermittelt Erkenntnisse über das innerste Wesen des Menschen und über die göttlich-geistige Natur des Weltenalls. Mensch und Welt werden in ihrer gemeinsamen Entwicklung beschrieben. Aus der gemeinsamen Evolution des Menschen und der Naturreiche auf der Erde ergibt sich so zum Beispiel die Möglichkeit, mineralische, pflanzliche oder tierische Substanzen als Arzneimittel für den

Zeitgemäße Antwort der Anthroposophie

32 *Das Bild der Haut*

Menschen zu verwenden; denn Vorgänge im Menschen und Vorgänge in der Natur sind von derselben Art.

Anthroposophie: Weisheit vom Menschen

Die Weisheit aller alten Kulturen findet sich wieder in den Erkenntnissen der Anthroposophie. Diese Weisheit wurde jedoch keineswegs einfach übernommen; sie wurde durch die geisteswissenschaftliche Forschung Rudolf Steiners neu erarbeitet. So kann die neu begründete Weisheit vom modernen Menschen mit seiner naturwissenschaftlichen Bildung aufgenommen werden. Es hat jedoch heute auch jeder Mensch selbst die Möglichkeit, sich auf einen Weg der inneren Entwicklung zu begeben, auf dem er durch eine Schulung seiner Erkenntnisfähigkeiten Einsichten der Anthroposophie selbständig erlangt. Dieser anthroposophische Schulungsweg führt zur Ausbildung von Seelenkräften und seelischen Wahrnehmungsorganen, mit denen die außerhalb der Sinneswelt liegenden geistigen Zusammenhänge zugänglich werden.

Anthroposophische Initiativen

Das anthroposophische Verständnis von Mensch und Welt hat auf vielen Lebensgebieten zu Initiativen im praktischen Handeln geführt: Medizin, Pharmazie, (biologisch-dynamische) Landwirtschaft, (Waldorf-) Pädagogik in Kindergarten und Schule, Heilpädagogik, Sozialtherapie, bildende Kunst, Architektur, Sprachgestaltung, Eurythmie, Bankwesen und assoziative Formen des Wirtschaftslebens bekommen Impulse aus der Anthroposophie.

Ganzheitliches Prinzip

Ziel der anthroposophischen Medizin ist es nicht nur, dem kranken Menschen eine umfassende, menschengemäße Behandlung mit ärztlichem Gespräch, Arzneimitteln, äußeren Anwendungen, künstlerischer Therapie und Heileurythmie zukommen zu lassen. Sie bemüht sich auch darum, daß der Patient zum mündigen Patienten wird. Denn wenn der kranke Mensch ein tieferes Verständnis von Gesundheit, Krankheit und Heilung entwickelt, bekommt er die Möglichkeit, die Initiative zu ergreifen und zu seiner Gesundung aus seinem bewußten Streben heraus einen eigenen Beitrag zu leisten. So kann das ganzheitliche Konzept der anthroposophisch erweiterten Medizin die Selbstverantwortung des Menschen anregen.

Angesichts der Spannung zwischen analytisch (aufspaltend) gewonnenen Detailkenntnissen und einem Wissen, das durch den synthetisierenden (zusammenfügenden) Blick auf das Ganze von lebendigen Organismen gewonnen wird, gab Goethe den Grundsatz:

Willst du dich am Ganzen erquicken,
Mußt du das Ganze im Kleinsten erblicken.

Nach diesem Grundsatz wollen wir im folgenden die Fragen beantworten: Wie ist der ganze Mensch in der Haut wiederzufinden? Wie offenbart sich der Mensch in seinen unterschiedlichsten Seinsebenen im Hautorgan?

Die geistige Ebene: das Ich

Betrachten wir zunächst die höchste Ebene des menschlichen Wesens, die geistige, aus der sich die Chance für einen jeden Menschen auf der Erde ergibt, eine einmalige Individualität (= Unteilbarkeit) zu entwickeln. Aus diesem geistigen Sein erwächst dem Menschen die Möglichkeit der ureigenen, unverwechselbaren Biographie.

Die höchste Ebene des menschlichen Wesens ist die geistige, das Ich

Durch eine Existenz im Geistigen wird der Mensch erst zum Menschen, Bewußtsein erst zum Selbstbewußtsein. Dieses jedem Menschen eigene Geistige nennen wir sein Ich. Wodurch verkörpert sich das Ich? Es lebt in der den gesamten Leib durchziehenden Wärme. Man kann von einem Wärmeorganismus sprechen mit eigener Wärmebildung und differenziert ausgebildeten Wärmezonen und Orten niedrigerer Temperatur. Die Beweglichkeit des Wärmeorganismus entsteht durch das strömende Blut, das zum Beispiel die Hände und Füße an einem kalten Wintertag erwärmt. So können wir sagen: Das Ich des Menschen lebt in der Blutwärme. Am unmittelbarsten anschaulich wird dies bei einem Menschen, der sich «für einen Gedanken erwärmt», dessen Begeisterung für eine Idee ihn belebt, die Haut rötet und ihn von Kopf bis Fuß wärmer macht.

Das Ich lebt in der Wärme des Blutes

34 *Das Bild der Haut*

Auch im Hautorgan ist das Ich zu finden

So ist der Mensch als geistiges Wesen auch im Hautorgan zu finden, nämlich im Blut. Schreck und Furcht vor etwas lassen ihn erblassen; das Ich im Blut zieht sich zusammen mit diesem von der Welt zurück. Anders ist es beim Erröten vor Scham. Der Mensch fühlt sich zum Beispiel durch die Konfrontation mit einer Aussage oder einer Tat im Innersten erkannt und betroffen; des Menschen Ich möchte sich hinter dem Blut verbergen. So hat das Ich des Menschen eine starke Wirkung auf das Blut, und wir können am besten beurteilen, was ein Mensch zum Beispiel bei der Mitteilung irgendeiner Neuigkeit empfindet, wenn wir dabei die Modifikationen seiner Hautdurchblutung im Gesicht beobachten. Das tun wir ja auch meistens, allerdings oft gänzlich unbewußt.

Der anatomische Ort der intensivsten Tätigkeit des Ich in der Haut sind die Kapillaren in den Papillen der oberen Lederhaut.

Die seelische Ebene

Die seelische Ebene hat der Mensch gemeinsam mit dem Tier

Mit seinem Ich lebt der Mensch eingebettet in die seelische Ebene seines Seins. Die Seele hat er mit der Tierwelt gemein. Sowohl Mensch als auch Tier sind beseelte Wesen. Das Tier lebt seelisch in Reflexen und einem auf die jeweilige Tierart festgelegten Verhaltensmuster. Des Menschen Ich ermöglicht in seinem Seelenleben gegenüber der Tierwelt das Entzünden des Gedankenlichtes, die Erkenntnis von Gut und Böse in einem freien Denken.

Das Seelische wirkt am intensivsten im Nerv

Sucht man nach einem physischen Ort für das intensivste Wirken des Seelischen, so stößt man auf den Nerv. Das Nervensystem macht den menschlichen Organismus wach, ermöglicht bewußtes Körpergefühl. Die aus dem Nerv hervorgehenden Sinnesorgane nehmen die Umwelt wahr, allem voran das Licht und damit die im Licht erglänzende Umwelt. Der von Licht durchflutete Luftraum ist etwas, was den Menschen am stärksten seelisch belebt, indem er das Licht durch die Tore der Sinne und die Luft durch die Lunge in seinen Organismus aufnimmt.

Die Haut und der viergliedrige Mensch **35**

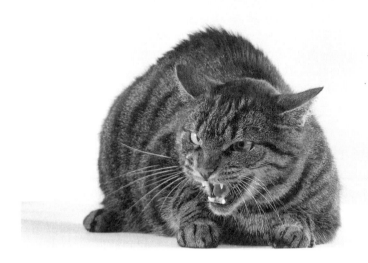

Abb. 14:
Die Haare entlang der Wirbelsäule stellen sich bürstenartig in die Höhe

Im Hautorgan finden wir die Nervenversorgung hauptsächlich in der Oberhaut und oberen Lederhaut. Das sprichwörtliche «Nervenkostüm», das schnell oder langsam reagiert, ist hier lokalisiert. Man kann «ein dickes Fell» oder eine «dünne Haut» haben. Die Nerven können «überspannt» sein, zu früh oder zu lang anhaltend reagieren; die Haut kann zu sehr von Bewußtsein durchzogen, zu wach sein, wie dieses beim Juckreiz der Fall ist. Die sogenannte «Gänsehaut» läuft dem Menschen über den Rücken, wenn er sich bestimmten Nachrichten gegenübersieht, die ihn seelisch erregen: Ein die Haare aufrichtender Muskel in der oberen Lederhaut zieht sich, vom Nerv erregt, zusammen, und die unmittelbar um das Haar herum liegende Oberhaut bildet durch seinen steileren Stand einen kleinen Kegel. *Das Seelische findet sich in den Nerven der Haut*

Auch bei Tieren können sich seelische Regungen im Hautorgan widerspiegeln. Hat zum Beispiel ein Hund oder eine Katze Angst, so stellt sich die Rückenbehaarung entlang der Wirbelsäule bürstenartig in die Höhe. Ein Tier kann jedoch nicht erröten oder erblassen; *Das Seelische beim Tier*

36 *Das Bild der Haut*

selbst wenn das Tier dieses könnte, wäre es durch die Behaarung nicht sichtbar. Zwar hat das Tier auch Blutwärme; aber die für den Menschen charakteristische Verbindung zwischen seinem Ich und dem Blutsystem fehlt ihm. Die große Verwandtschaft des Menschen mit den höheren Wirbeltieren weist darauf hin, daß das Tier durch eine gemeinsame Evolution auf den Menschen hin orientiert ist.

Die Ebene des Lebens

Die Lebensvorgänge hat der Mensch gemeinsam mit der Pflanze

Auch die Ebene der Vitalität, der Lebensvorgänge, die der Mensch mit der Pflanzenwelt gemeinsam hat, findet sich im Hautorgan wieder. Im menschlichen Organismus sind die Lebenskräfte am intensivsten tätig im aufbauenden Stoffwechsel. Das beste Beispiel ist die Leber mit ihrer immensen Stoffwechseltätigkeit und Regenerationskraft. Auch weisen die Worte «Leber» und «Leben» auf eine gemeinsame Herkunft; die Leber ist der Ort des Lebens schlechthin.

Lebensvorgänge in der Haut

In der Haut finden sich die Lebensvorgänge konzentriert in dem Aufbau der Sekrete in den Drüsen und im Wachstum von Haar und Nagel. Zwar drückt sich in der fortwährenden Zellteilung der untersten Schicht der Oberhaut auch Vitalität aus, doch steht ihr hier der bald einsetzende Todesprozeß der Hornzellen gegenüber.

Dem lebensvollen Aufbau der Drüsensekrete schließt sich ein zweiter Schritt an, die Sekretion, die Ausscheidung durch die Poren auf die Hautoberfläche. Hierbei spielt wieder das Seelische im Menschen eine Rolle. Schweiß- und Talgdrüsen werden durch Nerven versorgt. Bei bestimmten Seelenregungen findet die Ausscheidung aus den Drüsen verstärkt statt. Ist der Mensch von Spannung erfüllt, zum Beispiel vor einer Prüfung, so schwitzt er vermehrt an den Handinnenflächen und unter den Achseln. Eine erhöhte Talgausscheidung hat nicht selten der Raucher, der sich mit Nikotin versorgt, das den Organismus in eine Lage bringt, in der der rauchende Mensch gewiße euphorische Gefühle haben kann («Der Duft der großen, weiten Welt»). Diese Gefühle sind von vermehrter Talgsekretion begleitet, so daß Raucher nicht selten ein glänzendes Gesicht haben.

Die physische Ebene

Die rein physische Ebene des menschlichen Seins finden wir in dem ernährenden Substanzstrom, im Transport von Stoffen von einem Ort zum anderen zum Erhalt der Gestalt des physischen Leibes. Diese physische Ebene ist natürlich im Hautorgan auch zu finden. Der Substanzstrom dringt von innen nach außen an die Haut.

Der Substanzstrom in der Haut

Im Überblick: Die Haut und der viergliedrige Mensch

Die Organisation des Menschen schafft sich also auf allen vier Ebenen des menschlichen Wesens einen eigenen Abschluß in der Haut: das Geistige durch das Blutsystem, das Seelische durch das Nervensystem, das Lebendige in Drüse, Haar- und Nagelbildung und schließlich die physisch-materielle Ebene durch den in der Haut haltmachenden Stofftransport. Hier liegt der tiefere Grund für die Kompliziertheit des anatomischen Aufbaus des Hautorgans: Die Haut ist ein Abbild des vielschichtigen Wesens des Menschen. Im Bilde gesprochen ist sie wie ein komplexes Naturtextil, bei dem Schafwolle, Seide, Baumwolle und Leinen in eins gewoben sind.

Die beschriebenen Zusammenhänge lassen sich in folgendes Schema zusammenfassen:

Seinsebene	Element	Organ in der Haut	Schicht in der Haut
Geist (Ich)	Wärme	Blut	obere Lederhaut
Seele	Licht, Luft	Nerv	Oberhaut, obere Lederhaut
Leben	Flüssiges	Drüse	untere Lederhaut
Physis	feste Stoffe	alles durchdringend	gesamte Haut

Das Bild der Haut

Die Haut und der dreigliedrige Mensch

Polarität von Geistig-Seelischem und physischer Leiblichkeit

Die vier verschiedenen Seinsebenen des Menschen lassen sich jedoch auch in eine polare Zweiheit fassen: Geist und Seele dienen dem bewußten, wachen Seelenleben; mit der belebten Physis haben wir demgegenüber die materielle Grundlage vor Augen. Geist und Seele drücken sich im Physisch-Leiblichen aus, offenbaren sich durch diese äußere Hülle.

Wechselwirkung zwischen Geist/Seele und Körper

Von hier aus läßt sich die Frage stellen: Wie wirkt das Geistig-Seelische mit der physischen Leiblichkeit zusammen? Dies ist die zentrale Frage der Psychosomatik, die Frage der Wechselwirkung zwischen Psyche und Soma (Körper). Auf der Suche nach einer Antwort erweist sich die Idee des dreigliedrigen menschlichen Organismus als außerordentlich hilfreich; sie wurde von Rudolf Steiner 1917 in die anthroposophische Menschenkunde eingeführt. Diese Idee wird im folgenden beschrieben und auf das Hautorgan angewandt.

Nerven-Sinnessystem

Die Haut ist das größte Sinnesorgan

Nervensystem und Sinnesorgane bilden eine funktionelle Einheit, die ihren hauptsächlichen Sitz im Kopfbereich des Menschen hat. Hier sind die wichtigsten Sinnesorgane zu finden, allen voran das Auge und das Ohr, der Gleichgewichtssinn, der Geschmack und der Geruch. Das anatomisch größte Sinnesorgan ist jedoch die Haut mit dem Tastsinn und der Wahrnehmung von Temperatur, Schmerz und Druck.

Denken auf seelischer Ebene ist organisch an die Nervenfunktion gebunden

Das Nerven-Sinnessystem dient dem wachen, bewußten Seelenleben: Durch die verschiedensten Sinnesqualitäten findet die Umwelt Aufnahme in den menschlichen Organismus. Das Wahrgenommene wird innerlich denkerisch verarbeitet und verdaut. Das auf seelischer Ebene stattfindende Denken ist organisch an die Nervenfunktion gebunden.

Charakteristische Abbauvorgänge

Die Tätigkeit des Nerven-Sinnessystems geht immer mit Abbauvorgängen einher. Ein Beispiel dafür ist der Abbau des Sehpurpurs in der Netzhaut des Auges beim Einfall des Lichtes. Der Sehpurpur ist ein Farbstoff, der in den Sinneszellen des Auges sitzt; erst durch seinen Zerfall wird die Wahrnehmung möglich. Die Sinneszellen sind von sich aus nicht in der Lage, den Sehpurpur neu aufzubauen; dazu bedarf es der ernährenden Kraft des Blutes.

Die Nerventätigkeit ist abkühlend. Nicht ohne Weisheit ist der Sprachgenius, wenn vom «kühlen Kopf» gesprochen wird, den man bei einer schwierigen Sache zu bewahren habe. Beim «coolen Typ» funktionieren Wahrnehmung und schnelle Reaktion ohne Gefühl gut; er entspricht einem modernen Menschentypus des Westens, bei dem die Betonung des Nerven-Sinnessystems zu Einseitigkeiten führt. *Kühler Kopf und cooler Typ*

Grundsätzlich ist alle Nerven- und Sinnestätigkeit an äußere Ruhe gebunden. Der Kopf muß sich in einer ruhigen Gleichgewichtslage befinden, damit man «bei Sinnen» bleiben kann. Bei einem Menschen, der «rasend» ist, hat ein mächtiger Bewegungsdrang die ruhige Zone des Nerven-Sinnesmenschen überwältigt. Auch bei einer Gehirnerschütterung, zum Beispiel durch einen kräftigen Schlag auf den Kopf, wird die Ruhe des Gehirns dergestalt gestört, daß eine kurze Bewußtlosigkeit eintritt. Was kurz vor dem Schlag geschah, kann nicht mehr erinnert werden; dies wird als diagnostisches Zeichen für eine Gehirnerschütterung genutzt.

An die Tätigkeit der Nerven sind organisch Formkraft und Differenzierung gebunden. Betrachtet man die menschliche Gestalt, so wird sofort klar, daß an ihrem oberen Pol, im Gesicht, das Maß an Form auftritt, das zur Unverwechselbarkeit des Menschen führt. Am Bauch oder gar am Gesäß würde man einen Menschen dagegen nicht so ohne weiteres erkennen; hier herrschen ja undifferenzierte Rundungen vor. *Formkraft und Differenzierung*

Ein großer Teil der Haut dient also dem Nerven-Sinnessystem: Nerven und Sinneszellen in Oberhaut und oberer Lederhaut bringen Bewußtsein an die Körpergrenze, machen das Hautorgan wach und schließen damit den Gesamtorganismus auf für die Wahrnehmung der Umgebung. Die an die Nerventätigkeit gebun-

40 *Das Bild der Haut*

denen Abbauvorgänge und Differenzierungen auf organischer Ebene kann man in dem Absterben der Hornzellen der Oberhaut sowie in deren biochemischer Ausdifferenzierung mit dem Ausreifen von Hornsubstanz und Fettlamellen wiederfinden. Denn die enge Nachbarschaft von freien Nervenenden und Hornzellen legt nahe, daß das Nervensystem mit seinen besonderen Gesetzmäßigkeiten dafür verantwortlich ist, was mit den Hornzellen geschieht.

Stoffwechsel-Gliedmaßensystem

Innere und äußere Beweglichkeit

Dem Nerven-Sinnessystem steht polar gegenüber das Stoffwechselsystem, das seinen hauptsächlichen Sitz im Bauchbereich hat. Ihm sind die Gliedmaßen angegliedert, durch die sich die innere Beweglichkeit des Stoffwechsels mit äußerer Beweglichkeit verbindet. Alle Stoffwechseltätigkeit findet im gesunden Zustand unter Ausschluß des wachen Bewußtseins statt, also im Schlafzustand. Erst bei einer krankhaften Störung, zum Beispiel bei Magenschmerzen, wacht ein Organ auf und wird bewußt; seelische Kräfte «durchatmen» das Organ nicht mehr, wie etwa an einer langsamen Darmbewegung spürbar wird. Sie verbinden sich zu stark mit der belebten Physis, und ein schmerzhafter Krampf tritt auf.

Charakteristische Aufbau- und Wärmeprozesse

Die organische Haupttätigkeit des Stoffwechsels ist der Aufbau von Substanz und die Regeneration. Mit dem Blut gelangt diese Tätigkeit an jeden Ort des Körpers. Hieran wird deutlich, daß sich Nervenmensch und Stoffwechselmensch durchdringen; sie sich als nur oben und unten lokalisiert vorzustellen, wäre ein schematisierender Fehler. Das Blut trägt jedoch nicht nur aufbauende Kräfte durch den Organismus, sondern auch Wärme. Eine gute Ernährung wärmt, aber auch körperliche Arbeit. Mit letzterer und mit dem Fließen der Säfte und dem stetig sich mischenden und ineinander wirkenden Stoffwechsel ist der Ruhe des Nervenmenschen die Bewegung gegenübergestellt. Schafft der Nervenimpuls bei der organischen Bildung Form und differenzierte Gestalt, so füllt der Stoffwechsel sie mit Substanz aus.

Die Haut und der dreigliedrige Mensch **41**

Stoffwechseltätigkeit findet sich im Hautorgan am intensivsten in *Haut als Ort* der unteren Lederhaut, wo der Aufbau der Drüsensekrete und der *des Stoffwechsels* Haare und Nägel stattfindet. Aus ca. 300.000 Talgdrüsen gibt die Haut täglich 2 bis 3 g Talg ab; aus zwei Millionen Schweißdrüsen wird täglich 1/2 Liter Schweiß freigesetzt, ohne daß der Mensch merkt, daß er schwitzt. Bei starker körperlicher Belastung und Hitze kann die Menge bis auf 10 Liter ansteigen. Das Kopfhaar wächst 1 mm alle drei Tage und der Fingernagel durchschnittlich 1 mm in 12 Tagen. Damit sind einige meßbare Wirkungen des Stoffwechsels im Hautorgan genannt, die darauf hinweisen, daß die Haut nicht nur Sinnesorgan ist, sondern auch ein Ort des Stoffwechsels.

Durch die Gliedmaßen setzt der Mensch einen Entschluß in die Tat *Das Wollen ist mit* um. Dem Gedanken folgt der Willensimpuls und diesem die Tat. *dem Stoffwechsel-* Mit dem Stoffwechsel-Gliedmaßensystem ist also der Teil des See- *Gliedmaßensystem* lenlebens besonders verbunden, mit dem der Mensch sich durch *verbunden* sein Wollen mit der Welt verbindet. Die anthroposophische Menschenkunde sieht die seelische Ebene des Menschen also differenziert verbunden mit seinem Leib: Das Nerven-Sinnessystem ist lediglich der Ort der Entfaltung des Denkens. Die Willenstätigkeit hat demgegenüber den Ort ihrer Wirksamkeit im Stoffwechsel-Gliedmaßensystem.

Die moderne Psychologie sieht den Sitz der Seele allzu oft einseitig im Kopf, im Gehirn. Daß diese falsche Vorstellung schon Gemeingut geworden ist, ist daran zu erkennen, daß man dazu neigt, sich gegenüber einem Menschen, dessen Seelenregungen man nicht versteht und über den man sich geärgert hat, an die Stirn zu tippen. Dabei hätte das Tippen an die Stirn eigentlich nur Sinn, wenn es sich um einen Denkfehler gehandelt hat. Im Alltag liegt jedoch oft das Umgekehrte vor, nämlich daß ein Mitmensch (oder man selber) seine Willensimpulse nicht im Zaum hat. Dieses ist ja immer der Fall, «wenn einem der Kragen platzt». Durch einen Ärger steigt aus dem Bereich des unteren Menschen mächtig das Blut mit der Willenstätigkeit auf; Hals und Kopf sind plötzlich besser durchblutet, wobei der Kragen eben zu eng wird. Eigentlich

42   *Das Bild der Haut*

müßte man einem Menschen in dieser Situation auf den Bauch zeigen, statt an die Stirn zu tippen.

Polarität zwischen Nerven-Sinnes- und Stoffwechsel-Gliedmaßensystem

Die beschriebene Polarität zwischen dem Nerven-Sinnessystem und dem Stoffwechsel-Gliedmaßensystem läßt sich wie folgt zusammenfassen:

Nerven-Sinnessystem	Stoffwechsel-Gliedmaßensystem
Wachheit, Tag	Schlaf, Nacht
Nerv	Blut
Abbau	Aufbau
Kälte	Wärme
Ruhe	Bewegung
Form	Stoff
Denken	Wollen

Mit dieser Polarität allein ließe sich jedoch nicht leben. Wir würden uns entweder in einer nervösen Überwachheit verzehren oder in der dumpfen Bewußtlosigkeit des Stoffwechsels versinken. Die Organisation des Menschen hat ein Drittes nötig, das die Gegensätze verbindet, die Extreme ausgleicht und Harmonie zwischen Nerv und Blut schafft. Die Schöpfung hat dieses durch einen Kunstgriff getan: durch den Rhythmus.

Das Rhythmische System

Ausgleich und Harmonie durch rhythmischen Wechsel

Erst durch den Wechsel zwischen Schlafen und Wachen, zwischen Arbeiten und entspannender Pause, zwischen Wahrnehmen und Nachsinnen, zwischen Einatmen und Ausatmen, zwischen Diastole (Erschlaffung des Herzens) und Systole (Zusammenziehung des Herzens) kann sich das Leben entfalten. Dem oberen und unteren System ist durch das Rhythmische System eine Mitte gegeben.

Dieses Rhythmische System ist hauptsächlich im Brustbereich der menschlichen Gestalt zu finden, dort, wo Herz und Lunge ihren Sitz haben. Durchatmet und durchpulst ist jedoch der ganze Mensch: Die Sinneswahrnehmung kann nur in dem Wechsel von wacher Aufnahme und abgeschlossener denkender Verarbeitung des Wahrgenommenen stattfinden.

Der ganze Mensch ist durchatmet und durchpulst

Hierdurch fällt auch ein Licht auf die Hautatmung; die Haut als Sinnesorgan ist abwechselnd aufnahmebereit, geöffnet und abgeschlossen, unempfindlich. Das, was man gemeinhin als Hautatmung bezeichnet, ist nicht mit der Atmung der Lungen gleichzusetzen. Denn die Aufnahme von Sauerstoff durch die Haut beträgt nur 1,9 % und die Abgabe von Kohlensäure über die Haut nur 2,7 % des Gesamtumsatzes dieser Gase im Organismus. Mit der Hautatmung ist die Abgabe von Schweiß und dessen Verdunstung von der Hautoberfläche sowie die Aufnahme von Sinnesreizen gemeint. Beides setzt eine luftige Kleidung aus Naturfasern voraus.

Hautatmung

Sucht man nach einer Seelenregung, die diesem schwingenden Wechsel zwischen Nerv und Blut, zwischen Denken und Wollen gerecht wird, dann stößt man auf das Fühlen. Mit dem Gefühl erwärmen wir uns für einen Gedanken, so daß wir ihn in der Folge mit unserem Willen in die Tat umsetzen können. Das Fühlen ist also der Mittler zwischen Denken und Wollen.

Fühlen als Mittler zwischen Denken und Wollen

Das Rhythmische System findet sich in der Haut am konzentriertesten in der oberen Lederhaut: Das An- und Abfluten des Blutes in den feinen Kapillaren geschieht im rhythmischen Wechsel. Der Rhythmus der Sinneswahrnehmung in der Haut wurde bereits erwähnt; er ist vor allem zu finden bei den Sinneszellen der oberen Lederhaut. Die der Tast- und Berührungsempfindung der Oberhaut dienenden freien Nervenendigungen sind eher auf dauernde Sensibilität eingestellt. Deswegen kann man einen Menschen auch nachts durch Berührung wecken.

Konzentration rhythmischer Prozesse in der oberen Lederhaut

Die Haut ist ein Universalorgan

Damit haben wir die seelische, funktionelle und anatomische Dreigliederung des Gesamtorganismus in der Haut des Menschen wiedergefunden. Es gibt in der Haut eine Region, in der sie ähnlich dem Kopf ist. Dieser steht gegenüber eine Schicht, in der der Stoffwechsel überwiegt. Dazwischen findet sich eine Zone, die besonders mit dem rhythmischen System verbunden ist. Alle drei Systeme finden sich in der Haut wieder. Deswegen kann man sie mit gutem Grund als ein Universalorgan bezeichnen. Alle Bereiche des Organismus drücken sich in der Haut aus; damit hängt die Haut aber auch mit den unterschiedlichen Regionen des Körpers zusammen, und es gibt Wechselwirkungen mit allen Bereichen.

Ausblick auf die kranke Haut

Da das Hautorgan ebenso dreigliedrig ist wie der Gesamtorganismus, müssen gesunder und kranker Zustand der Haut verbunden sein mit einer bestimmten Art der Persönlichkeit. Im Kapitel über die kranke Haut werden Krankheitsbilder mit Einseitigkeiten im Funktionieren des Hautorgans beschrieben; aus den dargelegten Zusammenhängen zwischen Körper und Seele ist es möglich, vielen Krankheitsbildern der Haut Besonderheiten der Persönlichkeit mit einer jeweils typischen Art des Zusammenwirkens von Denken, Fühlen und Wollen hinzuzufügen. Ja, man kann sogar sagen, daß das in dieser Weise erweiterte Wissen um die Haut ermöglicht, durch die Beobachtung ererbter, konstitutioneller Besonderheiten der Haut zu einer Selbsterkenntnis zu kommen.

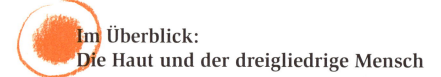

Im Überblick:
Die Haut und der dreigliedrige Mensch

Die Idee von der Dreigliederung des menschlichen Organismus beleuchtet das Zusammenwirken von Seele und Körper: In differenzierter Weise kann das Seelenleben mit den drei Regionen des Leibes zusammengeschaut werden. Das Denken wird durch den Nerven-Sinnesmenschen, das Fühlen durch den mittleren rhythmischen Menschen und das Wollen durch den Stoffwechsel-Gliedmaßenmenschen möglich.

Die Idee des dreigliedrigen menschlichen Organismus läßt sich schematisch folgendermaßen zusammenstellen:

System	hauptsächlicher anatomischer Ort	Seelentätigkeit	Ort in der Haut
Nerven-Sinnessystem	Kopf – oben	Denken	Oberhaut
Rhythmisches System	Brust – Mitte	Fühlen	obere Lederhaut
Stoffwechsel-Gliedmaßen-system	Bauch – unten	Wollen	untere Lederhaut, Unterhaut

Die Haut im Spannungsfeld von Stoff und Form

Nachdem das viergliedrige Menschenwesen und der dreigliedrige Organismus im Hautorgan aufgesucht wurden, soll nun auf eine dritte Art versucht werden, den unterschiedlichen Aspekten der Haut mit ihrem komplizierten Aufbau gerecht zu werden.

Gegensatz und Wirkung von Stoff- und Formkräften

Bildung und Erhalt eines Organs mit seinem inneren Aufbau und seiner äußeren Gestalt kann man vergleichen mit dem Schaffen eines plastizierenden Künstlers. Dieser sieht sich dem Werkstoff gegenüber, zum Beispiel einem Klumpen Ton mit einem

Das Bild der Haut

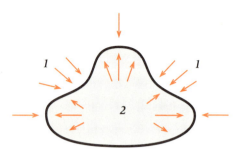

Abb. 15:
Formkraft (1)
und Stoff (2)

bestimmten Gewicht, einer bestimmten Weichheit und Formbarkeit, die ihm gegeben wird durch sein Verhältnis von Wasser und festen, feinkörnigen Anteilen. Dieser Ton ist die eine Komponente, von der das werdende Kunstwerk abhängt. Er liegt schwer, ungeformt und seinen Raum fordernd vor dem Künstler, der aus seiner Phantasie und Vorstellungskraft eine bestimmte Form vor Augen hat. Die plastizie-rende Hand, insbesondere die sensiblen Fingerbeeren prägen dem Ton die Form ein; hiermit ist die zweite Komponente gegeben.

Kräftewirkungen von innen nach außen – und umgekehrt

Unter dem Wirken der Formkräfte, denen das innere Bild des Künstlers die Richtung gibt, entsteht die Plastik. Die Wirkung dieser Kräfte kommt aus der Peripherie und ist auf einen zentralen Punkt gerichtet. Die raumfordernde Kraft des Stoffes steht ihnen entgegen; deren Wirkrichtung verläuft von zentral nach peripher. Die sensible Auseinandersetzung zwischen Stoff- und Formkräften, der der plastizierende Künstler Raum geben muß, ist sehr störanfällig. Ein fehlendes seelisches Gleichgewicht, Unausgeschlafenheit oder gar ein Schluck Alkohol können den künstlerischen Prozeß unmöglich machen: Die Plastik erleidet dadurch Deformitäten. Die Störung kann natürlich auch vom Werkstoff ausgehen; der Ton kann zum Beispiel zu feucht sein, so daß er in sich zusammensackt.

Der Substanzstrom geht von innen nach außen

Ganz ähnlich ist es beim Kräftewirken, das die Organe des menschlichen Körpers durchzieht. So steht auch das Hautorgan unter der Wirkung der Kräfte von Stoff und Form. Die die Haut aufbauenden und ihre Strukturen regenerierenden Stoffe stammen aus dem Blut, das über seine Bahnen aus dem Zentrum in die Peripherie gelangt. Man kann von einem zentrifugalen Substanzstrom sprechen, der mit dem Blut an die Haut dringt, ihre Grenzen in Form der Drüsensekrete, der Haare und Nägel, aber auch der Schuppen überwindet. Ein Teil dieses Stromes wird jedoch um-

Die Haut im Spannungsfeld von Stoff und Form **47**

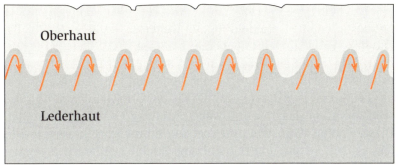

Abb. 16: Umkehrung der Fließrichtung des Substanzstromes

geleitet und fließt wieder zurück zum Zentrum, zum Herzen. Diese Umleitung geschieht in den Kapillaren der Papillen; jede Papillenspitze ist eine Abbildung der Kurve, die der Stoff nimmt, um seine Fließrichtung zu verändern.

Es ist interessant, aus der anthroposophischen Menschenkunde zu erfahren, daß die Umänderung der Fließrichtung von Substanzströmen mit einer Bewußtwerdung verbunden ist. Zwei Beispiele dazu: Wir stoßen beim Gehen im Dunkeln an einen harten Gegenstand an. Der angestoßene Körperteil, in seiner Bewegung durch den Gegenstand aufgehalten, schmerzt. Der Grad des Bewußtseins an dieser Stelle des Körpers ist sprunghaft erhöht. Ähnlich, jedoch in sehr angenehmer Weise erlebbar, wirkt sich eine Dusche aus, die mit einem Wechsel zwischen heiß und kalt endet. Die Hautdurchblutung wird stark verstärkt und damit das Umgeleitetwerden des Blutes in den Kapillaren. Hierdurch fühlt sich der Mensch wieder so richtig wohl in seiner Haut.

Plötzlich auf den Stoff einwirkende Formkraft bewirkt Bewußtwerdung

Den Stoffkräften stehen formgebende Kräfte gegenüber, die Grenze bilden und Gestalt geben. Die Haut ist keinesfalls nur ein Überzug; das wird während der Embryonalentwicklung daran deutlich, daß der Impuls zur Bildung eines Armes oder eines Beines von der Haut ausgeht. Diese bildet eine Falte, eine Knospe, die dann in ihrem Inneren die Differenzierung der Gewebe nach sich zieht. Die Formkräfte greifen am intensivsten in der Oberhaut an. Wie wir

Das Zusammenwirken von Stoff- und Formkräften

48 *Das Bild der Haut*

gesehen haben, ist die Oberhaut für die Barrierebildung gegenüber Fremdstoffen, die Grenzbildung, im weitesten Sinne zuständig. Sie entwickelt aber auch formgebende Tätigkeit in der Tiefe der Lederhaut: Talg- und Schweißdrüsen und auch Haarbalg und Nagelorgan sind eigentlich Bildungen der Oberhaut, die sich in die Tiefe der Lederhaut begibt und dort die für die Drüsentätigkeit und das Wachstum von Haaren und Nägeln nötigen Organe ausgestaltet. Diese werden dann von aufbauenden Stoffwechselkräften ergriffen, so daß Sekrete und Hautanhangsgebilde synthetisiert werden können. So wirken Form und Stoff zusammen.

Gegenssatz von Stoff- und Formkräften in der Oberhaut

Betrachtet man einmal die Oberhaut bezüglich des Wirkens von Stoffkräften und Formkräften für sich, so fällt auf, daß sich auch hier die beschriebene Polarität finden läßt. In deren untersten Schicht zeigen die Zellen einen runden, flüssigkeitsgefüllten Leib und damit Vitalität und Plastizität. Hier sind sie auch teilungsfähig. In der oberflächlichen Hornschicht dagegen sind die Zellen dachziegelartig flach, trocken, oft bizarr geformt und tot. In der unteren Schicht der Oberhaut überwiegen die Stoffkräfte, in der oberen Schicht die Formkräfte.

An den Stellen, an denen sich die Oberfläche des Körpers nach innen stülpt und die Hornhaut der feuchten Schleimhaut weicht, treten die Stoffkräfte in den Vordergrund. Besonders rege sind sie in der Darmschleimhaut tätig und bewirken dort eine ständige Neubildung und Abschilferung von Zellen, so daß große Teile des ausgeschiedenen Stuhles aus toten Zellen bestehen. Hierin und auch in der stark ausgebildeten Fähigkeit der Schleimhäute, aus ihren Drüsen die verschiedensten Sekrete in teilweise großer Menge abzugeben, zeigt sich eine Tendenz der Auflösung. Verhärtende Vorgänge weisen demgegenüber die oberen Schichten der Oberhaut auf. Arbeitet man zum Beispiel mit Gartengeräten, so bilden sich in den Innenhänden an den Orten mit der stärksten mechanischen Belastung feste, harte Verdickungen der Hornhaut, die Schwielen. Haare und Nägel weisen ebenso die Tendenz der Verhärtung auf, an der sich das verstärkte Wirken der Formkräfte offenbart.

Von den geschilderten Phänomenen an der Oberhaut des gesunden Menschen aus gibt es fließende Übergänge bis zu Krankheitssymptomen. Aus dem gesunden Kräftewirken gehen die Krankheitstendenzen hervor: Nehmen die verhärtenden Kräfte über ein gewisses Maß hinaus zu, treten krankhafte Verhornungen und Skleroseprozesse auf; schieben sich die aufweichenden Kräfte mit einer zu starken Zellneubildung in den Vordergrund, so kommt es zur Entzündungsneigung der Haut.

Entzündung und Sklerose als Krankheitstendenzen

Woher kommen nun die Formkräfte? Der unmittelbaren Anschauung wird erlebbar, daß das Sonnenlicht, wenn die Haut ihm während eines ganzen Lebens ausgesetzt war, die ungeschützten Hautpartien intensiv formt. Es sind besonders die ultravioletten Anteile des Sonnenlichtes, die das Bindegewebe der Lederhaut verdünnen und damit die Haut erschlaffen lassen und faltig machen. Man spricht von der sogenannten «Landmannshaut» oder der «Seemannshaut», der durch das Sonnenlicht unzählige Falten und Runzeln eingezeichnet wurden. Zumindest jeder hellhäutige, blonde, blauäugige Mensch, der sich viel in der Sonne aufhält, hat guten Grund, sich auf eine starke Faltenbildung im Alter einzustellen. Ein Schutzmechanismus der Oberhaut gegenüber dem Sonnenlicht, der die Wirkung der Bräunung ergänzt, ist die Ausbildung der sogenannten «Lichtschwiele». Nach wenigen Tagen nimmt auf Besonnung hin die Dicke der Hornschicht zu; dadurch wird Licht abgehalten. Die Lichtschwiele ist zwar eine aufbauende Leistung der Oberhaut, aber ausgelöst durch die formende und härtende Kraft des Sonnenlichtes. Damit ist ein Beispiel für formgebende Wirkungen aus der Umgebung des Menschen gegeben, die sich direkt an der Haut auswirken.

Formkraft von außen: Sonnenlicht

Eine tiefergehende Wirkung des Sonnenlichtes ist durch das Vitamin D gegeben. Es reguliert den Kalziumstoffwechsel und fördert die Einlagerung von Kalzium in den Knochen und damit seine Formung und Festigung. Dieses Vitamin ist zunächst ein Stoffwechselprodukt, das jedoch der ausdifferenzierenden Wirkung des Sonnenlichtes bedarf, das in der Haut aus einer Vorstu-

Wirkungskette des Sonnenlichts
> Vorstufe Vitamin D
> Vitamin D
> Knochenbildung

50 Das Bild der Haut

fe das funktionsfähige Vitamin D schafft. Dann kann es die formende und festigende Wirkung des Sonnenlichtes bis in den Knochen im Inneren des Körpers tragen.

Formkraft von innen: Nervenimpulse

Bei der Bildung von Organen sind gegenüber den Wirkungen von außen die Formkräfte des Organismus selber natürlich weit wichtiger: Sie werden vom Nervensystem vermittelt. Wir haben gesehen, daß Absterben und Ausreifung der Hornzellen von den freien Nervenendigungen hervorgerufen werden. An die regelrechte Ausreifung ist auch die Barrierefunktion, also die Grenzbildung, gebunden. Ein zu starker Nervenimpuls wird zur Überformung der Haut führen; ein zu schwacher Nervenimpuls zu einem Überwiegen des Stoffwechsels mit Entzündungsneigung.

Form und Stoff der Haut in verschiedenen Lebensaltern des Menschen

Zuletzt sei noch ein Blick getan auf Unterschiede in Haut und Gestalt in verschiedenen Lebensaltern des Menschen. Beim älteren Erwachsenen haben Formkräfte mittels einer individuellen Mimik Falten in das Antlitz gezeichnet. Das Geistig-Seelische des Menschen hat am Leiblichen gearbeitet und als Ergebnis die einzigartige Gestaltung seines Gesichtes, auch der Körperhaltung und des Ganges, hervorgerufen. Zum Beispiel hat es bei einem alkoholkranken Menschen die geistig-seelische Ebene schwer, tätig zu werden: Das Feine, Individuelle in den Gesichtsformen geht verloren. Wir dürfen ein faltenreiches Antlitz, gezeichnet durch das, was der Mensch in seinem Leben durchdacht, durchfühlt, durchlitten und gewollt hat, als etwas Positives ansehen. Wenn wir Falten so betrachten, kommen wir nicht auf den Gedanken, eine glättende Creme anzuwenden oder ein Facelifting anzustreben. Das Gegenstück hierzu bietet die Haut des Säuglings: Sie ist glatt, weich, rosig, prall-elastisch. Weder die Kräfte des Sonnenlichtes noch ein individuelles Seelenleben haben sich bisher in dieser Haut abgezeichnet.

Im Überblick: Die Haut im Spannungsfeld von Stoff und Form

Stoff und Form wirken gegensätzlich. Der Stoffstrom geht von innen nach außen. In den Kapillaren der Papillen kehrt er um und fließt zurück zum Zentrum, zum Herzen. Die Formkräfte von außen sind durch das Sonnenlicht gegeben. Ihre tiefergehende Wirkung fördert, über die Bildung von Vitamin D, die Knochenbildung. Die inneren Formkräfte gehen vom Nervensystem aus.

In der Oberhaut kommt die Wirkung von Stoff und Form in der Polarität zwischen der Vitalität der unteren Oberhaut und dem Absterben mit Horn- und Schuppenbildung der oberen Oberhaut deutlich zum Ausdruck.

Die Polarität von Stoff und Form läßt sich in folgendes Schema zusammenfassen:

Stoffkräfte:	Formkräfte:
untere Oberhaut	obere Oberhaut
Drüsen, Schleimhaut	Schwielen, Haare, Nägel
Auflösung	Verhärtung
Entzündung	Sklerose

Der Säureschutzmantel der Haut

Die toten Hornzellen auf der Hautoberfläche werden benetzt von den Drüsensekreten Talg und Schweiß. Der Schweiß ist leicht sauer, und der Talg enthält viele Fettsäuren. Eine saure Flüssigkeit trägt im menschlichen Organismus die Signatur des Nerven-Sinnessystems; eine basische Flüssigkeit trägt die Signatur des Stoffwechsels. So weist auch der Säuregrad der durch Schweiß und Talg benetzten Hautoberfläche auf die Tätigkeit des Nerven-Sinnessystems hin.

52 *Das Bild der Haut*

Funktion des Säureschutzmantels

Man nimmt heute an, daß die saure Hautoberfläche gegen krankmachende Keime schützt. Die gesunde Haut ist von unzähligen Keimen besiedelt, die an dem Ort, an dem lebendige Substanz des menschlichen Organismus dabei ist, in tote Substanz überzugehen, einen für sie günstigen Nährboden finden (8 Millionen Mikroorganismen pro Quadratzentimeter Haut). Das Spektrum der Keimarten ist hier ähnlich breit wie bei der Gesellschaft der Darmkeime. Art und Zahl der einzelnen Bestandteile dieser Keimflora müssen sich in bestimmten Grenzen halten; dann trägt die Keimbesiedelung der Haut neben der sauren Oberfläche zu deren Schutz und Gesundheit bei. Zu häufiges Waschen mit Seife oder *syn*thetischen *Det*ergentien (= Syn-dets) zerstört jedoch den Säureschutzmantel und die gesunde Keimbesiedelung. Die Hornhaut quillt auf, wobei die Syndets der Haut sogar aus noch tieferen Schichten Fett entziehen können und daher austrocknender wirken als Seifen.

Warum ist der Mensch nackt?

Zu den hervorstechenden Eigenschaften der Haut des Menschen gehört ihre Ungeschütztheit, ihre Nacktheit. Es fehlen nicht nur ein geschlossenes Haarkleid, sondern auch Federn, Hornplatten, Stacheln, Hörner, Mähnen, Schwanzquasten. Gerade die Hautanhangsorgane, die eine bestimmte Tierart für das Leben in einer bestimmten Umgebung mit einem eigenen Klima rüsten, fehlen dem Menschen.

Freisetzung von Bildekräften

Damit werden in der menschlichen Organisation jedoch Kräfte frei, die beim Tier durch das Wachstum von Haar und Feder gebunden sind. Diese Kräfte sind beim Menschen aus der organischen Bildetätigkeit befreit und können nun in Denkkräfte verwandelt werden. Haare, Federn und alle anderen verhornten Gebilde der Körperoberfläche der Tierwelt entstammen, wie wir gesehen haben, der Oberhaut. Diese ist vornehmlich von der Tätigkeit des Nerven-Sinnessystems durchzogen. So fällt es nicht schwer, diesen Zusammenhang zwischen der nackten, der organischen Bildungen entledigten Oberhaut und einer Zunahme der geistigen Fähigkeiten des Menschen zu sehen. In früheren Zeiten, als man noch zur Feder griff, um den angespitzten Federkiel in die Tinte zu tauchen und den Gedanken in die Feder fließen zu lassen, war damit ein ausdrucksvolles Bild für die Verbindung zwischen dem Gedanken und der Feder gegeben.

Menschenkundlich außerordentlich interessant ist der Federschmuck der nordamerikanischen Indianer. Die Mythen der Indianer zeugen von einer uralten, hochentwickelten Weisheit. Alte Fotografien aus dem 19. Jahrhundert mit Abbildungen älterer Indianer zeigen oft ein Antlitz, das auf große innere Reife schließen läßt. Dazu paßt ein Schmuck aus Adlerfedern, der im Kopfbereich die längsten Federn enthält. Die oft bis zu den Unterschenkeln herunterreichenden seitlichen Anhängsel des Kopfschmuckes weisen dagegen Federn auf, die zu den Füßen zu immer kürzer werden. Damit ist ein herrliches Bild gegeben für die aus der organischen Tätigkeit befreiten Bildekräfte im Kopfbereich des Menschen, die hier in Gedankentätigkeit die Weisheit aufnehmen. Die zu den Füßen kürzer werdenden Federn weisen darauf hin, daß in dieser Region der menschlichen Gestalt, wo Stoffwechseltätigkeit und schlafender Wille ihren Ort haben, die Bildekräfte in die Organe eingebunden sind.

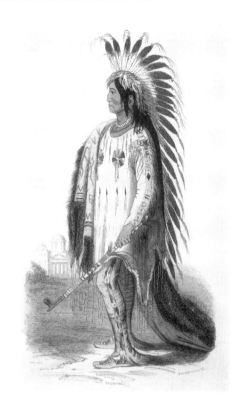

Abb. 17: Indianer im körperlangen Federschmuck

Die Nacktheit des Menschen hat weitere Aspekte. Wir haben gesehen, wie das Blut, in dem das Ich lebt, in den Kapillaren der oberen Lederhaut durch die Oberhaut sichtbar ist. Damit wird für den

Das Inkarnat

54 Das Bild der Haut

Mitmenschen beobachtbar, was im Inneren eines Menschen vor sich geht. Dieses ist nur an der unbehaarten Haut möglich. Das durchschimmernde Blut läßt einen ganz bestimmten Farbton entstehen, der die menschliche Haut charakterisiert und der Farbe der Pfirsichblüte am ähnlichsten ist. Dieser Farbton des Pfirsichblüt wird so als ein lebendiges Bild des menschlichen Ich erlebbar. Er wird vom Geist in der Lebensfülle des Blutes hervorgerufen. Man spricht auch vom menschlichen Inkarnat; dieser Ausdruck hat das im Leiblichen sich inkarnierende, sich verfleischlichende Geistig-Seelische des Menschen im Hintergrund. Das Inkarnat offenbart etwas vom innersten Wesen des Menschen.

Die zweite und die dritte Haut des Menschen: Kleidung und Architektur

Die Nacktheit der menschlichen Haut bedingt jedoch auch die Notwendigkeit der Bekleidung – und im weiteren die der Behausung. Dadurch daß der Mensch sich bekleiden muß und behaust sein will, werden kulturschaffende Kräfte geweckt: Unterschiedliche Naturstoffe können gewählt werden, die gefärbt und mit bestimmten Schnitten und Formen genäht oder in bestimmter Weise zu Baustoffen verarbeitet werden müssen. Dadurch bekommt der Mensch die Möglichkeit, seiner Individualität Ausdruck zu verleihen. So ergibt sich ein Freiheitsraum, in dem jeder die Eigenarten seiner Persönlichkeit zeigen kann.

Damit setzt sich das individuelle Minenspiel im freien, unbehaarten Gesicht fort in der individuellen Bekleidung. Es können zu bestimmtem Anlaß ausgewählte Kleider getragen werden. Auch kann die berufliche Tätigkeit durch die Kleidung nach außen in Erscheinung treten. Früher waren Menschen eines bestimmten geistigen Entwicklungsgrades, Eingeweihte und Priester, mit einer Kleidung versehen, die dem besonderen Verhältnis ihres geistig-seelischen zu ihrem leiblichen Sein Ausdruck verlieh. Der beschriebene Kopfschmuck der Indianer ist ein einfaches Beispiel hierfür.

Auch in der hülleschaffenden Architektur ist vielfältig die Möglichkeit gegeben, das Bau-Stoffliche geistig-seelisch zu durchformen.

Im Überblick: Warum ist der Mensch nackt?

Außer dem erhaltenswerten Säureschutzmantel verfügt die menschliche Haut über keinen weiteren Schutz wie Fell- oder Federkleid – ein Ansporn für den davon befreiten Menschen, sich durch kulturelle Leistungen weitere Hüllen mittels Kleidung und Behausung zu schaffen. Die Befreiung von dieser organischen Bildetätigkeit kommt den geistigen Fähigkeiten des Menschen zugute.

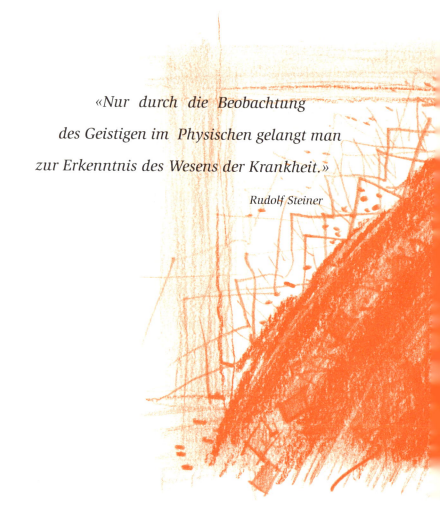

«Nur durch die Beobachtung
des Geistigen im Physischen gelangt man
zur Erkenntnis des Wesens der Krankheit.»

Rudolf Steiner

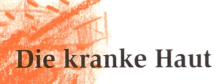

Die kranke Haut

Die Aufgabe dieses Ratgebers

Aus den folgenden Andeutungen über Ursachen von Hautkrankheiten im Stoffwechsel, im Seelenleben oder in der ererbten Konstitution mag dem Leser deutlich werden, wie kompliziert und schwer im Einzelfall die Ursachensuche durch den Arzt ist. Deswegen kann dieses Buch keinesfalls den Hautarzt ersetzen. Eine umfassende hautärztliche und allgemeinmedizinische Bildung sowie ärztliche Erfahrung sind nötig, um Hautkrankheiten anthroposophisch-medizinisch behandeln zu können.

Für den Arzt bedeutet es eine große Hilfe, wenn seinen therapeutischen Bemühungen von seiten des Patienten ein gewisses Verständnis entgegenkommt, ein Verständnis für die allgemeinen Zusammenhänge auf der Basis des gesunden Menschenverstandes. Zur Schaffung und Verbesserung dieses Verständnisses will dieses Buch dienen.

Andererseits soll dieses Buch auch Ratgeber sein für die vom Leser selbst zu ergreifenden Maßnahmen bei einer Erkrankung der Haut. Wo Ratschläge gegeben werden für Maßnahmen, die der Patient selbst ergreifen kann, ohne den Arzt hinzuzuziehen, ist dieses mit dem Symbol (S) für die Selbstmedikation gekennzeichnet. Wenn in diesem Buch therapeutische Maßnahmen erwähnt werden, die durch den Arzt eingeleitet werden müssen, so ist dies an dem Symbol (A) für die Behandlung durch den Arzt kenntlich.

Welcher Arzt vermag Hautkrankheiten aus anthroposophischer Sicht zu behandeln, wie es in diesem Buch beschrieben wird? Da es bisher nur sehr wenige anthroposophisch orientierte Hautärzte gibt, wird es meistens der Allgemeinmediziner oder Kinderarzt sein, der seiner Behandlung das anthroposophische Menschenbild zu Grunde legt und der bei Hautkrankheiten um Rat zu fragen ist. Wo der nächste anthroposophische Arzt zu finden ist, erfährt man bei der Gesellschaft anthroposophischer Ärzte (siehe Nützliche Adressen, S.184 ff.).

Das Buch kann als Ratgeber bei akut auftretenden Hautkrankheiten benutzt werden, indem man unter der betreffenden Hautstörung nachliest über Krankheitsbild, Ursachen und Behandlung. Ein umfassendes Verständnis ergibt sich jedoch erst, wenn das erste Kapitel über die Haut vorweg gelesen wird.

Im Hautorgan findet sich der gesamte Mensch wieder in seinen vier Seinsebenen – seiner physischen, lebendigen, seelischen und geistigen Existenz – und in den drei Bereichen seiner Organisation – dem Nervenpol, dem Stoffwechselpol und der beide Pole verbindenden rhythmischen Mitte. Aus dieser Zusammenschau lassen sich nun die Ursachen von krankhaften Störungen der Haut finden, die einerseits in der Haut selber liegen können, andererseits aber auch in entfernteren Organsystemen. Damit ergeben sich Möglichkeiten für eine Therapie, die den gesamten Menschen mit einbezieht.

Aber auch seelisch ist der Mensch differenziert mit seinem gesamten Körper verbunden. So lassen sich den unterschiedlichen Hautkrankheiten bestimmte Besonderheiten der Persönlichkeit zuordnen mit einer jeweils für den betreffenden Menschen eigenen Art des Zusammenspiels von Denken, Fühlen und Wollen. Das Wissen um dieses Zusammenspiel ist hilfreich für Selbsterkenntnis und Selbsterziehung und auch für eine Therapie vom bewußten Seelischen her (Kunsttherapie, Heileurythmie).

Ursachen von Hautkrankheiten 60 / Behandlung von Hautkrankheiten 65 / Die Hautkrankheiten 71

Ursachen von Hautkrankheiten

Eine Hautkrankheit, sei es eine vorübergehende Störung oder gar eine langdauernde, eventuell ein ganzes Leben lang bestehende Erkrankung, kann die verschiedensten Ursachen haben. Eine Stoffwechselschwäche kann zugrunde liegen: Leber, Niere, Bauchspeicheldrüse oder der Darm können eine Trägheit ihrer Funktion aufweisen bei völliger Gesundheit des physischen Organs.

Ein anderes Organ ist in seiner Funktion gestört

Ein einfacher Vergleich: Ein fauler Mensch ist meistens organisch gesund; nur führt seine Faulheit dazu, daß er wenig arbeitet. Ebenso kann zum Beispiel die Leber physisch gesund sein; die Leberenzyme, die in das Blut freigesetzt werden, wenn Leberzellen bei einem Organschaden zerfallen, sind nicht erhöht. Trotzdem kann die Leber funktionell gestört sein; Tätigkeiten, die eigentlich ihr obliegen, werden nicht ordentlich ausgeführt und in der Folge an die Haut «abgeschoben».

Die Haut als Universalorgan gleicht die Störung aus

Die Haut ist das charakterisierte Universalorgan, das derartige Störungen dann auffängt. Das Hautorgan muß Tätigkeiten übernehmen, für die es nicht geschaffen ist; das verursacht die Krankheitssymptome.

Seelische Ursachen von Hautkrankheiten

Andererseits können Hautkrankheiten seelische Ursachen haben. Berufliche Überbeanspruchung in Zeiten geschwächter körperlicher Abwehrkraft, zum Beispiel im Winter, kann das Auftreten einer Hautstörung fördern. Oder es hat durch ein plötzliches Ereignis eine seelische Erschütterung, einen Schock gegeben, der das Verhältnis der abbauenden Tätigkeiten gegenüber dem aufbauenden Stoffwechsel in der Haut zugunsten des Abbaus verschiebt. Auch kann ein Mangel an Selbsterkenntnis mit Fehleinschätzung der eigenen Fähigkeiten immer wieder zu Fehlhaltungen und Überforderungen im sozialen Leben führen. Dies bedeutet seelischen und nervlichen Streß, der auch die Haut für bestimmte Krankheiten anfällig macht.

Veranlagung zu Hautkrankheiten

Beides – die Ursachen aus bestimmten Richtungen des Stoffwechsels und Ursachen aus einer besonderen Art des Seelenlebens im

Alltag – erfährt oft eine Förderung durch die ererbte Konstitution. Diese Konstitution ist ausgewählt: Die sich inkarnierende Individualität sucht sich vor der Konzeption die Eltern mit dem Erbgut, das für das diesmalige Leben auf der Erde passend ist.

Diese Wahl ist selbstverständlich nicht so vorzustellen wie die Wahl eines Anzugs oder eines Kleides in einem Kaufhaus. Sie findet aus der Weisheit des Schicksalswirkens heraus statt, und diese Weisheit taucht im alltäglichen Leben nur selten aus dem Dunkel der Seelentiefen auf. Der Mensch ist mit der Geburt in bestimmte Bedingungen des Lebens hineingestellt; die Art der physischen Hüllen ist vorgegeben, so auch eine bestimmte Art seines Hautorgans. So sind zum Beispiel Hautfarbe, Augenfarbe, Haarfarbe, trockene Haut oder fette Haut, seelische Dünnhäutigkeit und Sensibilität oder Dickfelligkeit dem Menschen für ein Leben lang fest mitgegeben. *Die Wahl der Haut*

Der Sprachgenius benutzt die Haut als ein Bild für die Hüllennatur von Seele und Leib des Menschen, derer sich das sowohl schon vorgeburtlich als auch nach dem Tode weiterhin existente Individuum für ein Leben bedient. «Er kann nicht aus seiner Haut» heißt, daß ein Mensch bestimmte Neigungen nicht ablegen, seinen Standpunkt nicht aufgeben und sich nur innerhalb seiner charakterlichen Veranlagung verhalten kann. Ein Mensch, der «in keiner guten Haut steckt», neigt immer zu Krankheiten oder befindet sich oft in mißlichen Umständen. «Ich möchte nicht in seiner Haut stecken», sagt man, wenn einem das Mißliche einer Lage eines Menschen, zu der auch immer Erbe und Geschick (= Schicksal) beigetragen haben, besonders auffällt. *Die sprichwörtliche Haut*

Hauterkrankung und Hefebesiedlung des Darmes

Sehr häufig werden Hautkrankheiten von einer Verdauungsschwäche begleitet; diese Tatsache ist deshalb ein gutes Beispiel für die Wechselwirkung zwischen Innen und Außen im menschlichen Organismus.

62 *Die kranke Haut*

Zusammenhang zwischen Hautkrankheit und Verdauungsschwäche

Besondere Aufmerksamkeit wird der Hautarzt bei vielen seiner Patienten also dem Zustand des Darms und dessen Verdauungstätigkeit widmen. (Im Abschnitt über die Neurodermitis wird der Zusammenhang zwischen dieser Hauterkrankung und einer Verdauungsschwäche beschrieben.) Bei Menschen mit den vier häufigsten Hauterkrankungen

- Neurodermitis
- Schuppenflechte
- seborrhoisches Ekzem und
- Nesselsucht (Urticaria)

findet sich überdurchschnittlich häufig eine dichte Besiedlung des Darmes mit Hefen.

Wie kommt es dazu? Was verbindet so weit auseinanderliegende Organsysteme wie den Darm und die Haut?

Fremdes, das im Darm nicht abgebaut wird, begünstigt die Hefebesiedlung

Allen vier oben aufgezählten Störungen der Haut ist gemeinsam, daß das Entzündungsgeschehen in der Peripherie des Organismus Kräfte bindet. Diese Kräfte fehlen im Inneren des Organismus, so zum Beispiel in der Verdauungstätigkeit. Dadurch wird dem Abbau der Nahrung die Kraft genommen; der gründliche Abbau der aufgenommenen Substanz ist jedoch die Voraussetzung für den Aufbau zu körpereigener Substanz. Bevor Fremdes zu Eigenem wird, muß die Fremdqualität ganz abgestreift werden. Geschieht dieses nur teilweise, so bildet das fremde Leben, das der Substanz noch anhaftet, im Darm den Boden, auf dem Mikroorganismen wachsen und «ins Kraut schießen», die in dieser Dichte nicht in den menschlichen Darm gehören. Hierzu sind in erster Linie die Hefen zu rechnen, insbesondere die Hefearten der Candida-Familie.

Darmflora als Ökosystem und ihre Bedeutung für das Immunsystem

Der Magen-Darm-Trakt ist ein Ökosystem, in dem der Mensch mit einer unüberschaubar großen Vielfalt an Mikroorganismen zusammenlebt. Der Mensch als Wirt bereitet den Boden für das Leben von Bakterien in unzählbarer Fülle, die dem Menschen wiederum nützen. Sie bauen Stoffe aus der Nahrung ab, die der

Mensch nicht verwerten kann, und geben Stoffe in den Darm ab, die dem menschlichen Stoffwechsel dienen.

Zudem ist die Auseinandersetzung des menschlichen Organismus mit dieser Darmflora in der Säuglings- und Kleinkinderzeit von großer Bedeutung für die Entwicklung des Immunsystems. Das Abwehrsystem spielt im Darm die Rolle eines Gärtners, der Gemüse und wucherndes Unkraut voneinander scheidet. Er muß in seinem Garten Ordnung halten, die Kulturpflanzen pflegen und das Unkraut auszupfen. So wird möglich, daß in diesem Garten sehr viele Pflanzen Platz haben und wachsen können, aber auch, daß keine Pflanzenart durch Wuchern zu sehr in den Vordergrund tritt.

Ist das Abwehrsystem nun in der Entzündung der Haut engagiert, «verpulvert» es dort seine Energien, dann liegen die Felder im Inneren brach. Auch andere konstitutionelle Gründe können für eine Verdauungsschwäche verantwortlich sein, zum Beispiel Blutarmut, allgemeine Erschöpfung bei neurasthenischer Veranlagung. Schlechte Nahrungsmittelqualität, zum Beispiel von Gemüse, das schon während des Wachstums zu Pilzbefall neigt, stört ebenfalls die Tätigkeit des Darmes. *Ursachen der Hefebesiedlung des Darms*

Behandlungen mit Antibiotika schlagen eine Schneise in die gesunde Darmflora, in der zum Beispiel Hefen nachwachsen. Innerliche Kortisonbehandlung über längere Zeit mit einer Schwächung des gesamten Abwehrsystems kann sich ebenfalls auf die Darmflora auswirken.

Man weist Hefen im Darm am sichersten durch die Stuhlprobe nach; etwas Stuhl wird auf einer Kulturplatte ausgebracht. An den heranwachsenden Hefekolonien kann man die Art und Zahl der Hefen bestimmen. *Nachweis der Hefen*

Der Nachweis einer zu dichten Hefebesiedlung des Darmes bei einer der vier genannten Hautkrankheiten gibt dem Hautarzt, der seinen Blick auf den Gesamtorganismus seines Patienten richtet, den Hinweis, daß eine Verdauungsschwäche besteht. Diese ist die Innenseite des äußeren Hautproblems. Sie muß mitbehandelt werden, will man die Selbstheilungskräfte in der Peripherie des Organismus engagieren.

64 *Die kranke Haut*

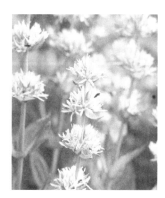
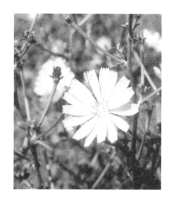
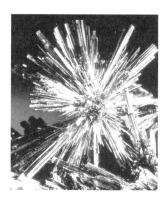

Abb. 18: Gelber Enzian   *Abb. 19: Wegwarte*   *Abb. 20: Antimonit*

Behandlung der Hefebesiedlung des Darms
Bei der Behandlung der Hefebesiedlung des Darmes geht es zunächst um eine Stärkung der Verdauungskräfte. Heilpflanzen mit sogenannten Bitterstoffen, zum Beispiel der Gelbe Enzian (Gentiana lutea) oder die Gemeine Wegwarte (Cichorium intybus), wirken in dieser Richtung (S). Das Antimon in seinen verschiedenen homöopathischen Zubereitungen eignet sich für die Behandlung von Darm und Haut (A). Quarz als homöopathisches Medikament reguliert das Zusammenspiel der Organsysteme untereinander, des Inneren mit dem Äußeren des Organismus (A). In bestimmten Fällen wird der Arzt mit *Digestodoron* (von Weleda) behandeln, einem Medikament für den Darm, das Farne und einen Extrakt aus der Salweide enthält.

Ernährung
Auch von der Ernährung her läßt sich einiges tun: Ganz allgemein sind Nahrungsmittel aus der biologischen Landwirtschaft zu empfehlen. Der biologisch-dynamische Anbau vertreibt seine Produkte unter dem Warenzeichen «Demeter», die biologisch-organische Wirtschaftsweise unter der Bezeichnung «Bioland». Zu empfehlen ist eine ballaststoffreiche Vollwertkost. Industriell gefertigter Zucker und Weißmehl sind zu meiden, da diese zu schnell verwertbare Form der Kohlenhydrate die Verdauungskräfte (und Stoffwechselkräfte ganz allgemein) schwächt. Sauermilchprodukte und das Brotgetränk Kwasz in Demeter-Qualität (Hersteller Bahde/Abfüller Voelkel) sind günstig.

Ist die Verdauungsschwäche bei einem Menschen so ausgeprägt, daß er die Hefebesiedlung des Darmes aus eigenen Kräften nicht auf ein gesundes Maß zurückzuführen vermag, so kann der Arzt die Anwendung eines hefeabtötenden Medikaments erwägen. Am häufigsten wird dafür Nystatin angewandt, das von der Darmschleimhaut nicht aufgenommen wird, seine Wirkung also nur im Inneren des Darmes entfaltet.

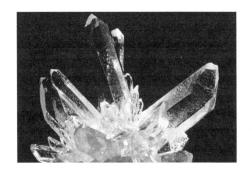

Abb. 21: Bergkristall

Die Behandlung von Hautkrankheiten

Aus den bisher beschriebenen Zusammenhängen zwischen der Haut und dem ganzen Menschen wird deutlich, daß Hautkrankheiten oft aus dem Gesamtorganismus heraus behandelt werden müssen. Ursachen im Stoffwechsel können die Förderung der Tätigkeit eines Organs durch Behandlung mit Heilpflanzen erfordern. Oder es bedarf ganz allgemein der Anregung der Aufbaukräfte des Stoffwechsels gegenüber dem zu starken Wirken des abbauenden Nervensystems. Zur Behandlung von Hautkrankheiten gehört also oft die Mitbehandlung von Organsystemen im Inneren des Organismus.

Mitbehandlung innerer Organe bei Hautkrankheiten

Andererseits erfordert die anthroposophisch-medizinische Behandlung von Erkrankungen innerer Organe Anwendungen an der Haut. Eine Bronchitis wird durch einen Senfwickel auf die Brust merklich gelindert; die Senföle bewirken eine milde Hautreizung, so daß der Entzündungsprozeß an den Bronchien auf die Haut abgeleitet wird. Einen Asthmaanfall kann man verkürzen durch ein heißes Senf-Fußbad. Die zu starke Tätigkeit des Nerven-Sinnessystems in der Lunge, die dort zum Krampf der Bronchialmuskulatur führt, wird abgeleitet durch eine Anregung der Durchblu-

Mitbehandlung der Haut bei Erkrankung von inneren Organen

66 Die kranke Haut

tung der Haut am unteren Pol der menschlichen Gestalt. Ist die Haut über innere Organe zu behandeln, so lassen sich Erkrankungen im Inneren des Organismus über die Haut behandeln.

Nervliche Verbindungen zwischen inneren Organen und Hautbezirken

In diesem Zusammenhang sind nervliche Verbindungen zwischen inneren Organen und bestimmten darüberliegenden Hautbezirken interessant. Organstörungen können über nervliche Reflexbögen, die über das Rückenmark eine Beziehung zur Haut schaffen, die Durchblutung in den feinen Kapillaren der oberen Lederhaut verändern. Dies wiederum kann die Lokalisation einer Hautkrankheit, falls aus anderen Ursachen eine Disposition dazu besteht, in gerade diesem Hautareal fördern. Diese reflektorischen nervlichen Verbindungen zwischen Haut und inneren Organen lassen sich jedoch auch für die Therapie innerer Organe nutzen: Wird ein Medikament unter die Bauchhaut über die Leber gespritzt, so ergeben sich schon durch den Ort der Injektion günstige Wirkungen auf die Leber.

Dauer der Behandlung bei „inneren Ursachen"

Aus dem beschriebenen Wechselspiel zwischen Haut und Gesamtorganismus wird deutlich, daß ein wesentlicher Teil der Behandlung außerhalb des Hautorgans selber ansetzen muß. Es liegt in der Natur der Sache, daß die Behandlung der tieferliegenden Ursachen, die meist schon längere Zeit, oft über viele Jahre bestehen, nicht von heute auf morgen Erfolg haben kann. Bezüglich der Dauer dieses Teils der Therapie kann man sich am Mondrhythmus orientieren: 28 Tage ist meistens die Mindestzeit, oft wird man mehrere Monate brauchen, um Trägheiten innerer Organe als Ursachen von Hautstörungen zu beheben.

Äußere Behandlung

Aber zur Therapie von Hautkrankheiten gehört auch die Anwendung von Salben, Cremes, Lotionen, Umschlägen und Verbänden von außen, um das Leiden möglichst sofort zu lindern. Von homöopathischer Seite hört man oft den Einwand gegenüber jeder Behandlung von außen, dadurch entstünde die Gefahr, daß Krankheitsprozesse von außen nach innen verdrängt werden und sich auf andere Organsysteme legen. Ein typisches Beispiel für eine derartige Verdrängung ist ein Asthma, das nach einer hochwirksamen, symptomatischen Behandlung einer Neurodermitis von au-

Die Behandlung von Hautkrankheiten 67

ßen nach deren Abheilung auftritt. Die Voraussetzungen von Seiten des Organismus für dieses Verdrängungsgeschehen sind immer dann gegeben, wenn der Gesamtorganismus nicht mitberücksichtigt und mitbehandelt wird. Wir halten deswegen das grundsätzliche Ablehnen der äußerlichen Behandlung von Hautkrankheiten für nicht gerechtfertigt.

Wenn man die Möglichkeit der Aufnahme von Stoffen durch die Haut bedenkt, wird man die Bestandteile von Salbengrundlagen mit Bedacht auswählen. Zum einen können Sensibilisierungen gegenüber Emulgatoren, Konservierungsmitteln, Duftstoffen, Wollwachs und so weiter, gleich ob synthetischer oder natürlicher Herkunft, erfolgen mit dem Ergebnis einer Allergie. Zum anderen stellen aufgenommene synthetische Inhaltsstoffe von Salben, die für sich genommen zwar keinesfalls giftig sind, eventuell doch einen kleinen Baustein im umfassenden Kreis der körperfremden Umwelteinflüsse dar. Denn die Umwelteinwirkungen von Stoffen synthetischer Natur müssen durch den Organismus verarbeitet und verdaut werden.

Auswahl der Stoffe für die Salben zur äußeren Behandlung

Mensch und Natur stammen aus einer einheitlichen Schöpfung; deswegen haben Stoffe aus der Natur eine Verwandtschaft mit dem menschlichen Organismus, und ihre Verarbeitung nach einer Aufnahme fällt leichter als bei synthetischen Stoffen. Durch die gemeinsame Herkunft von Mensch und Natur aus einer die gesamte Schöpfung umfassenden Entwicklung ergibt sich aber auch die Möglichkeit, Stoffe aus der Natur zu verwenden, die am Menschen heilende Wirkung entfalten. Deswegen bevorzugen wir, genau wie bei allen Mitteln, die zur Körperpflege Anwendung finden, Substanzen in den Arzneimitteln für den äußeren Gebrauch, die aus der belebten und unbelebten Natur (Tier, Pflanze, Mineral) stammen.

Substanzen aus der belebten Natur sind dem menschlichen Organismus verwandt

Aus der unbelebten Natur kommen die Bestandteile des Mineralöls wie Vaseline und Paraffin, die sozusagen bar jeder Qualität sind und deswegen auch nicht allergisieren können. Sie sind unbegrenzt haltbar und vermögen auf der Haut eine schützende Hülle

Bestandteile des Mineralöls haben auch ihre Berechtigung

68 Die kranke Haut

aus Fett zu bilden, die dem Organismus keinerlei Reaktion abverlangt. Bei gewissen hochakuten, entzündlichen Zuständen der Haut ist eine Salbe auf der Basis von Vaseline und/oder Paraffin genau das Richtige. Auch Salben mit eingearbeiteten Metallen, die oft im Rahmen einer anthroposophischen Therapie Anwendung finden, haben eine Grundlage auf Mineralölbasis. Damit liegen sie der Haut auf, werden nicht aufgenommen, und das Metall kann von der Hautoberfläche aus die erwünschte «strahlende» Wirkung in Richtung auf das Innere des Organismus entfalten.

Risiko mit selbstgemachten Hautsalben zu groß — Von der Anwendung selbst angefertigter Salben für die begleitende Pflege der Haut bei Hautkrankheiten raten wir ab. Angesichts des breiten Angebots von Körperpflegemitteln, deren Inhaltsstoffe komplett aus der Natur stammen, in Apotheken, Drogerien, Drogeriemärkten und Bioläden in Mitteleuropa ist das Risiko von veränderlicher Qualität und begrenzter Haltbarkeit selbstgemachter Salben zu hoch.

Die Behandlung der Haut von Kindern

Körpergrenze und seelische Grenze — An dieser Stelle soll kurz auf die Frage eingegangen werden, warum Kinder sich so sehr wehren, wenn der Arzt etwas an ihrer Körpergrenze tun muß, zum Beispiel Blut abnehmen, eine Spritze geben oder eine Dellwarze abkratzen. Warum empfindet das Kind so große Angst, wenn seine Haut verletzt wird?

Wenn der Erwachsene zum Kind sagt: «Stell dich nicht so an, das tut doch nicht weh», so zeigt er damit, daß er es in seiner besonderen Entwicklungssituation nicht versteht. Das Kind ist sich nämlich seines Leibes noch nicht sicher. Durch den Tastsinn, das wichtigste Sinnesorgan der Haut, erfährt der Mensch in der Kindheit seine Leibesgrenzen. Aus der Erfahrung dieser Grenzen gewinnt er nach und nach die Sicherheit, in seinem Leib zu wohnen. Die Wahrnehmung einer körperlichen Grenze in der Kindheit ist die Voraussetzung für das rechte Gefühl für eine seelische Grenze. So kann dann der Erwachsene den rechten Abstand wahren zur Außenwelt. Aber die in der Kindheit erfahrene Sicherheit, im eigenen begrenzten Leib zu wohnen, ist auch die Basis für eine Sicherheit des Erwachsenen auf geistigem Felde: Es entsteht daraus die Sicherheit, von einer Gotteskraft getragen und gehalten zu werden. Wenn diese Sicherheit, im eigenen Leibe, in der eigenen Haut zu wohnen, verlorengeht und damit auch das Gottvertrauen nicht mehr da ist, dann tritt Angst auf.

Das kleine Kind ist noch nicht fest mit seinem Körper verbunden

In der frühen Kindheit ist nun der Bezug zur Körpergrenze, zur eigenen Haut normalerweise noch locker. Das Kind ist, gerade aus einer vorgeburtlichen geistigen Existenz auf die Erde gekommen, noch nicht fest mit seinem Körper verbunden. Deshalb hat *jedes* Kind Angst zum Beispiel vor Spritzen. Der sprichwörtliche «kleine Pieks» der Injektionsnadel bringt die noch kindlich lockere Verbindung zwischen Seele und Körper ins Wanken. So ist die Angst des Kindes selbst vor kleinen Maßnahmen an der Haut zu verstehen. Erst ab etwa zehn Jahren ist das Körpergefühl, das In-sich-beheimatet-Sein so sicher, daß man mit der nötigen Ruhe und Zeit kleine Eingriffe am Hautorgan, wie zum Beispiel das Entfernen von Dellwarzen, vornehmen kann.

Bei der anthroposophisch orientierten Behandlung von Kindern kommt es jedoch immer wieder vor, daß Injektionen nötig sind. Denn ein über den Mund eingenommenes Medikament wirkt anders als eine Einreibung oder eine Injektion mit derselben Substanz. Soll ein Kind unter zehn Jahren eine Injektion bekommen, so ist es dem Kind eine Hilfe, wenn die Mutter die mangelnde Sicherheit in der physischen Hülle durch ein liebevolles Festhalten (zum Beispiel beide Arme fest um das Kind legen) ersetzt. Wenn die nötige Injektion in der Atmosphäre sachlicher Selbstverständlichkeit erfolgen kann, dann hat sie niemals einen seelischen Schaden zur Folge.

Zur Behandlung mit Kortison

Ein körpereigenes Hormon der Nebennierenrinde

Bevor nun die einzelnen Hautkrankheiten und deren natürliche Therapie beschrieben werden, soll noch auf ein von hautärztlicher Seite breite Anwendung findendes Mittel zur hochwirksamen,

70 Die kranke Haut

symptomatischen Therapie von Hautleiden eingegangen werden –
das Kortison. Dieses gehört zu den lebensnotwendigen körpereigenen Hormonen und wird in der Nebennierenrinde produziert. Es
hat die Aufgabe, den Organismus auf Streß vorzubereiten und
Entzündungen zu beruhigen; damit dient es der Steuerung von
Stoffwechselvorgängen, so daß schnelles Agieren aus wachen Bewußtseinskräften im Alltag möglich ist. In Form verschiedenster
chemischer Verbindungen dient das Kortison als Tablette, als Injektion oder als Salbe bei den verschiedensten Erkrankungen als
Mittel zur Beruhigung von Entzündungen.

Nebenwirkungen des Kortisons
Bei Hautkrankheiten läßt sich das Kortison am besten von außen
anwenden, weil es damit sofort am Wirkort ist. Bei den älteren
Vertretern des Kortisons war die anti-entzündliche Wirkung immer auch mit einer dämpfenden Wirkung auf den Stoffwechsel der
Bindegewebszellen in der Lederhaut verbunden. Das bedeutet, daß
nach längerer Kortisonanwendung die Lederhaut dünner wird; feine Blutgefäße treten hervor, das Bindegewebe der Haut kann wie
bei Schwangerschaftsstreifen auseinanderweichen, und eine Korti-
sonakne kann auftreten.

Neue verträg-lichere Kortison-verbindungen
Heute gibt es neue Kortisonverbindungen, bei denen die antient-
zündliche Wirkung ganz im Vordergrund steht, während der ver-
dünnende Effekt auf die Haut verschwindend gering ist. Die Anwendung dieser neuen Präparate über ein bis zwei Wochen ist
ohne Nebenwirkungen. Kortison zur schnellen Linderung der Beschwerden zum Beispiel bei heftigen allergischen Kontaktekzemen, bei denen der Auslöser im von außen kommenden Allergen
liegt, oder bei einem schweren neurodermitischen Schub kann als
echter dermatologischer Fortschritt erlebt werden. Es nimmt den
starken Beschwerden die Spitze und hilft Zeit gewinnen, in der die
heilpflanzlichen und homöopathisch zubereiteten Mittel ihre langsamer eintretende Wirkung entfalten können. Unter diesen Bedingungen kann auch das Kortison seinen Platz in einer anthroposophisch erweiterten Medizin haben.

Die Hautkrankheiten

Neurodermitis

Die Beschreibung der kranken Haut soll beginnen mit der Neurodermitis, da neurodermitische Hautprobleme in der hautärztlichen Sprechstunde am häufigsten vorkommen, die Neurodermitis in den letzten Jahrzehnten zugenommen hat und die anthroposophische Menschenkunde zum Verständnis ihrer Ursachen Wesentliches beitragen kann.

Die häufigste Hautkrankheit

Der Anstieg der Häufigkeit der Neurodermitis besonders im Kindesalter charakterisiert die Einseitigkeiten unseres Lebensstils und unseres Denkens in der heutigen Zeit, so daß von einer echten Zeitkrankheit gesprochen werden kann. Im folgenden soll zunächst das Erscheinungsbild der Haut des Menschen, der zur Neurodermitis neigt, beschrieben werden, sodann auch die Persönlichkeit beziehungsweise das seelische Erscheinungsbild, wie es zu beobachten ist im Kindesalter und im Erwachsenenalter. Die Idee des dreigliedrigen Organismus hilft, Einseitigkeiten in dessen Funktionieren zu erkennen. Daraus wird die Diagnose möglich, und wir hoffen, daß der so gewonnene Durchblick (Dia-gnosis, aus dem Griechischen: «Hindurch-Erkennen») durch die äußeren Phänomene an der Haut und die seelischen Äußerungen auf das Wesen der Erkrankung auch dem Leser zuteil wird. Ist die Diagnose in diesem Sinne einmal gestellt worden, so gehen daraus auch Anregungen hervor für vorbeugende Maßnahmen und für die Therapie.

Eine echte Zeitkrankheit

Kurz soll der Begriff der Atopie erklärt werden. Die Atopie bezeichnet Reaktionen am falschen Ort (topos = griechisch für: Ort). Damit sind Reaktionen an der Haut gemeint, die dann als Hautentzündung, als Neurodermitis, in Erscheinung treten; man spricht daher auch vom atopischen Exzem. Zu den Reaktionen an den Schleimhäuten der Atemwege und der Augen gehören der Heuschnupfen (Rhinitis allergica), die allergische Bindehautentzün-

Neurodermitis wird auch atopisches Ekzem genannt

dung des Auges (Conjunctivitis allergica) und das Bronchialasthma (Asthma bronchiale). Die atopischen Erkrankungen der Schleimhäute sollen aus Platzgründen in diesem Buch nicht besprochen werden, obwohl sie oft vom Hautarzt, der gleichzeitig auch allergologisch ausgebildet ist, mitbehandelt werden.

Neigung zu Neurodermitis

Erscheinungsbild der gesunden, zur Neurodermitis neigenden Haut

Neben dem Menschen, der an einer Neurodermitis erkrankt ist, kennt man den Menschen mit einem bestimmten Hauttyp, der zur Neurodermitis neigt, dessen Haut aber gesund ist. Diese Neigung zur Neurodermitis ist an ganz bestimmten Hautzeichen erkennbar; man spricht von den Zeichen der atopischen Hautdiathese. Damit ist die Neigung gemeint, an der Haut an Neurodermitis und an den Schleimhäuten an Heuschnupfen und Asthma zu erkranken. Die zu dieser Neigung gehörigen Hautzeichen sollen im folgenden beschrieben werden.

Verminderte Aufbaukräfte

Die Haut des Menschen, der zur Neurodermitis neigt, ist trocken. Sie sieht fahl und glanzlos aus, zuweilen grau, mit einer salzartigen Oberfläche, die durch eine feine Schuppung bedingt ist. Diese Trockenheit hat ihre Ursache in einer Verarmung des Raumes zwischen den Hornzellen der oberen Oberhaut an bestimmten Fetten (siehe «Die Oberhaut», S. 17ff.). Dadurch geht Wasser aus der Oberhaut nach außen verloren. Zudem kann das Wasser auch weniger gut in der Oberhaut gehalten werden, da diese nicht genügend Harnstoff enthält. Die Talgdrüsen zeigen eine verminderte Talgproduktion, und die Schweißdrüsen bauen weniger Schweiß auf. Hiermit sind Symptome gegeben, die auf eine Verminderung der Aufbaukräfte in der Haut schließen lassen.

«Übernervung»

Der Mensch, der zur Neurodermitis neigt, schwitzt also weniger als andere Menschen. Wenn er bei körperlicher Arbeit doch ins Schwitzen kommt, so juckt die Haut vorübergehend. Vollbad und Dusche trocknen die Haut schneller aus, so daß sie anschließend zu Spannungsgefühl und Juckreiz neigt. Schafwolle, direkt auf der Haut getragen, ist oft unverträglich; sie kann Juckreiz bis hin zum Ekzem verursachen. Schafwollfasern sind relativ dick und haben eine starke Kräuselung; auf diese Weise können die Fasern eine «Mikromassage» an der Haut ausführen. Die Haut mit einem ausgewogenen Kräfteverhältnis zwischen Nerv und Blut reagiert darauf mit einer leicht vermehrten Durchblutung, was die Durchwärmung fördert. Die Haut des Menschen, der zur Neurodermitis neigt, reagiert jedoch einseitig mit dem Nerv, nämlich durch Juckreiz.

Am interessantesten und aussagekräftigsten ist das Phänomen des «weißen Dermographismus», das heißt die Möglichkeit, auf der Haut weiß zu schreiben. Streicht man mit einem stumpfen Fingernagel bei leichtem Druck über die Bauchhaut, so reagiert die normale Haut bald mit einem roten Strich als Zeichen der Mehrdurchblutung. Der zur Neurodermitis Neigende zeigt jedoch einen weißen Strich; das «Nervenkostüm» reagiert überempfindlich: Die Nerven, die die Muskulatur der Blutgefäße der Haut versorgen, führen zur Zusammenziehung der Muskelfasern, so daß sich die Gefäße verengen und ein schmaler Streifen beiderseits des Nagelstrichs geringer durchblutet ist. Dadurch wird die Haut weiß.

Einseitigkeiten im Verhältnis von Blut und Nerv erkennt man auch an Händen und Füßen: Diese sind weniger durchblutet und dadurch kalt und manchmal leicht bläulich verfärbt. Eine gesteigerte Empfindlichkeit des Sehnervs als des größten Kopfnervs zeigt sich in der Unverträglichkeit von hellem Sonnenlicht. Damit ist eine ganze Reihe von Phänomenen beschrieben, die den Menschen mit einer Neigung zur Neurodermitis charakterisieren als mit einem Hautorgan versehen, das nervlich überaktiv ist, das «übernervt» ist, das sozusagen «unter Strom steht». Die Haut ist wach mit einer Neigung zum überwachen Zustand.

Zudem greifen vermehrt Formkräfte an und zeichnen Linien in die Haut. Beispiele hierfür sind die vermehrte Lippenfelderung (viele Fältchen auf den Lippen) und die verstärkte Zeichnung der Innen-

Stark vertretene Formkräfte

74 *Die kranke Haut*

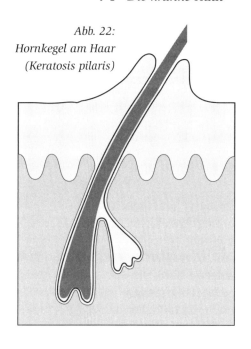

Abb. 22:
Hornkegel am Haar
(Keratosis pilaris)

hände durch Falten. Schon bei Säuglingen mit der atopischen Hautdiathese kann man eine oder zwei tiefe Lidfalten finden, die auf dem Unterlid vom Augeninnenwinkel zur Seite ziehen.

Ein weiteres konstitutionelles Zeichen ist die Keratosis pilaris, eine verstärkte Verhornung an den Stellen, an denen die Haare aus der Haut treten. Dadurch bilden sich kleine Hornkegelchen, die die Haut wie ein Reibeisen anfühlen lassen. Diese Kegelchen finden sich auf der Haut der seitlichen Oberarme und der seitlichen Oberschenkel, seltener auf den Wangen. Die Hornkegel können durch eine Rötung akzentuiert sein und fallen dann typischerweise dem in die Pubertät eintretenden Mädchen unangenehm auf, das nun mehr auf sein Äußeres achtet.

Halonierte Augen, Der Mensch, der zur Neurodermitis neigt, ist häufig durch dunkle
schlanker Schatten (= Halo, Höfe) unter den Augen gekennzeichnet. Er sieht
Körperbau dadurch aus, als sei er nie ganz ausgeschlafen, was aber durchaus nicht so zu sein braucht. In seiner Gesamtgestalt neigt er zum großen, schlanken, dünnen Typ, zur asthenischen Konstitution. Häufig findet man am Kopfhaar neben dem Wirbel am Hinterkopf einen weiteren Wirbel am Stirnhaaransatz auf der rechten Seite.

Nickelallergie Statistisch zwar nicht eindeutig, aber durchaus nach der Erfahrung in der Sprechstunde finden sich unter den Menschen, die zur Neurodermitis neigen, vermehrt Menschen mit einer Nickelallergie. Die Nickelallergie wird meistens schon in der Kindheit erworben durch nickelhaltige Ohrstecker. Noch vor Jahren fand sich die Nickelallergie überwiegend bei Frauen. Seitdem die Mode auch den Männern den Ohrstecker nahebringt, werden Nickelallergien bei Männern häufiger gesehen.

Eine zweite häufige Unverträglichkeit findet sich gegenüber be- *Nahrungsmittel-*
stimmten Nahrungsmitteln: Kuhmilch, Zitrusfrüchten, Erdbeeren *unverträglichkeit*
und Tomaten. Die Ursachen dieser Unverträglichkeiten im Gesamtorganismus werden später beschrieben. Gegen Kuhmilch kann lediglich eine Abneigung bestehen, oder sie macht Verdauungsbe-
schwerden wie Völlegefühl, Blähungen, Durchfall oder Verstopfung. Auch kann die Ernährung mit Kuhmilch einen bestehenden
neurodermitischen Ausschlag verschlechtern. Zitrusfrüchte, Erdbeeren und Tomaten können dies ebenso, vermögen aber auch
beim hautgesunden Menschen einen über einige Tage bestehenden
kleinfleckigen Ausschlag hervorzurufen. Erdbeeren können außerdem eine Nesselsucht auslösen. Auf weitere Nahrungsmittelunverträglichkeiten, die nicht so häufig sind, soll später eingegangen werden.

Das Abwehrsystem des menschlichen Organismus zeigt beim *Abnormitäten des*
Menschen, der zur Neurodermitis neigt, noch deutlicher beim *Immunsystems /*
hautkranken Neurodermitiker selber, ein Ungleichgewicht zwi- *Erhöhtes Immun-*
schen der Abwehr durch Eiweiße im Blut, die sogenannten Im- *globulin E*
munglobuline, und der Abwehr durch darauf spezialisierte Zellen.
Eine bestimmte Art von Immunglobulinen, das Immunglobulin E,
wird nicht selten in erhöhter Menge gebildet. Die damit erhöhte
Bereitschaft der Reaktion auf körperfremde Stoffe kann zu einem
allergischen Asthma oder zu einem Heuschnupfen führen. Bei
beiden Krankheitsbildern spielt sich die allergische Reaktion an
der Schleimhaut ab. Der erhöhte Immunglobulin E-Spiegel kann
sich jedoch auch an der Haut auswirken: Das Abwehreiweiß kann
aus dem Blut in die Oberhaut wandern und sich dort an die Abwehrzellen anlagern. Falls eine Sensibilisierung gegenüber zum
Beispiel Hausstaubmilben erfolgt ist, verschlechtert sich ein beste-
hendes neurodermitisches Ekzem, wenn es bei Arbeiten im Haus-
halt staubig zugeht.

Tritt einerseits die Neigung, auf die Umwelt mit Abwehreiweißen *Infektionsneigung*
zu reagieren, im Übermaß auf, so findet sich andererseits die Abwehrreaktion durch Zellen beim Menschen mit atopischer Haut-

76 Die kranke Haut

diathese oft schwach ausgeprägt. Diese Schwäche der zellulären Abwehr macht die Haut anfällig gegen Infekte: Warzen (gewöhnliche und Dellwarzen), Herpes, Schälblasen (auch Eiterflechte genannt) und Pilzinfektionen der Haut finden sich im Kindesalter besonders bei Kindern mit trockener Haut. Damit ist selbstverständlich nicht das Abwehrsystem des Gesamtorganismus geschwächt, wie zum Beispiel bei der HIV-Infektion und dem ernsten Krankheitsbild von AIDS, sondern lediglich der an die Haut gebundene Teil des Immunsystems.

Persönlichkeit des Erwachsenen mit Neurodermitis

Geistig-seelische Veranlagung und deren Ausprägung

Der Mensch, der zur Neurodermitis neigt, ist oft intelligent. Die Wachheit seines Nerven-Sinnessystems hat von Geburt an dazu geführt, daß vieles in der Umgebung wahrgenommen wurde. Dadurch hat der Betreffende von Anfang an eine sozusagen konstitutionell bedingte Förderung seiner Wahrnehmungs- und Denkfähigkeit erfahren. Allerdings zeigt diese Intelligenz nicht selten eine gewisse Einseitigkeit: Sie ist kopfbetont, intellektuell, zeigt einen Hang zum Diesseits und ist einseitig auf schnelle Reaktionen auf Wahrnehmungen durch die Sinne eingestellt. Demgegenüber wird von den Betreffenden der eigene Körper oft als fremde Masse empfunden. Das kopfbetonte Seelenleben kann zur grüblerischen Selbstbetrachtung und zur strengen Selbstkontrolle führen. Bei einer erhöhten Leistungsbereitschaft, zum Beispiel bei der beruflichen Arbeit, werden Müdigkeit und Überforderung leicht übersehen. Das Zuviel der Arbeit wird nicht wahrgenommen, trotz zunehmender Erschöpfung wird weitergearbeitet. Das führt dazu, daß die Seele sich zur Nachtruhe nicht aus der Leiblichkeit lösen kann, so daß eine Neigung zu Schlafstörungen auftritt.

Der übersteigerte Sinnesprozeß führt beruflich zur Neigung, am Computer zu arbeiten, und privat zur Neigung, vor dem Fernseher zu sitzen. Die Fähigkeit, schnell auf Sinnesreize von außen zu reagieren, prädestiniert unseren Menschen mit seiner Neurodermitisneigung zum EDV-Sachbearbeiter. Er ist von den

Vorgesetzten in dieser Tätigkeit geschätzt und wird darin gefördert. Der Computer stellt jedoch eine Erweiterung des gehirngebundenen Denkens in das Netz der elektronischen Verbindungen der Maschine dar. Somit können die Einseitigkeiten des überaktiven Nerven-Sinnessystems durch die Arbeit am Computer verstärkt werden. Der Hang zum Fernsehen wirkt ähnlich fatal, eine Art umgekehrter «Similia similibus» («Gleiches mit Gleichem») mit krankmachender Wirkung.

Persönlichkeit des Kindes mit Neurodermitis

Abschließend soll noch der Eindruck geschildert werden, der sich dem Arzt bietet, wenn ein Kind mit Neurodermitisneigung in seine Sprechstunde kommt. Ein kleiner zwei Jahre alter Patient sieht den Arzt mit großen Augen an. Nach einer Minute interessiert ihn diese neue Person im weißen Kittel nicht mehr, und er steigt vom Schoß der Mutter. Bei der Inspektion des Sprechzimmers faszinieren ihn die Lichtschalter und das Regal mit den vielen Salbentuben. Darin zeigt sich in ersten Anfängen ein Hang zum Technischen und zum Umgang mit der Elektrizität, auch ein Hang zum Differenzierten, stark Untergliederten (Salbenregal). Bei seinen Wahrnehmungen zeigt er eine gewisse Flüchtigkeit; schnell geht er von einem Eindruck zum anderen. Nicht selten besteht eine starke motorische Regsamkeit bis hin zur Unruhe. Bis zum Zappelphilipp mit dem sogenannten hyperkinetischen Syndrom ist es dann nicht mehr weit.

Minimalformen der Neurodermitis

In den meisten Fällen handelt es sich bei der Neurodermitis um *Milchschorf* zeitlich begrenzte Krankheitsverläufe mit gering ausgeprägtem Beschwerdebild. Schon wenige Wochen nach der Geburt kann der Milchschorf auftreten. Dabei handelt es sich um eine gelbliche, manchmal dicke und meist fest haftende Schuppung der zentralen Anteile des behaarten Kopfes. Der Name Milchschorf weist nicht

78 *Die kranke Haut*

auf die Ursache hin, sondern auf das Bild dieser Schuppung, das der Haut ähnelt, die sich auf heißer Milch durch Eintrocknen bildet. Dieser Milchschorf ist von einer Hautrötung begleitet, die zuweilen auch auf das Gesicht, die Stirn und die seitlichen Wangen übergehen kann.

Perlèche Die Mundwinkel können entzündlich gerötet sein mit einem waagerechten Riß; man spricht von Faulecken oder auch der Perlèche.

Trockene Lippen Im Winter treten durch Austrocknung Rissigkeit und Entzündung der Lippen auf; auch kann der gesamte Bereich um den Mund herum gerötet sein und trocken schuppen.

Ohrrhagade Das Fältchen zwischen Ohrläppchen und seitlicher Wange kann entzündet und rissig sein.

Atopischer Winterfuß Im Winter, der mit seiner trockenen Luft immer eine kritische Zeit für den zur Neurodermitis neigenden Menschen ist, kann es an den Zehenbeeren zur stärkeren Verhornung kommen mit manchmal schmerzhafter Rißbildung. Man spricht dann vom atopischen Winterfuß.

Grauer Nacken Im Nacken der Kinder mit trockener Haut tritt manchmal eine graue Schuppung auf, die sich nicht abwaschen läßt. Sie ist Ergebnis einer dezenten, chronischen Entzündung der Haut.

Helle Herde Ebenfalls eine leichte, selber als solche nicht erkennbare Entzündung liegt zugrunde, wenn es zu münzgroßen, unscharf begrenzten Herden mit feiner Schuppung und Aufhellung der Pigmentierung kommt, meistens auf den Wangen lokalisiert.

Brustwarzenekzem Eine leichte Form der Neurodermitis stellt auch das Brustwarzenekzem der stillenden Mutter dar. Es ist klar, daß der trinkende Säugling für die mütterliche Brustwarze eine Belastung darstellt, wenn diese sich zwischen den Stillzeiten nicht von sich aus genügend zu regenerieren vermag.

*Das Bild der voll ausgeprägten Neurodermitis in unterschiedlichen
Lebensaltern*

Die bei der Neurodermitis auftretenden Hauterscheinungen nennt
man Ausschlag; dieses Wort weist darauf hin, daß ein Krankheits-
prozeß von innen nach außen auf die Haut schlägt. Das medizinische Wort dafür ist Ekzem oder Dermatitis, was einfach Hautentzündung heißt. Die Ursachen für ein Ekzem können im Organismus (z. B. nervliche Auslöser) oder außerhalb liegen (z. B. ein
hautreizendes Reinigungsmittel). In beiden Fällen hat das Ekzem
ein einheitliches Erscheinungsbild und einen gesetzmäßigen Ablauf.

Zunächst kommt es zur Rötung und Schwellung der Haut. Es *Phasen des Ekzems*
folgen kleine Knötchen, die zu Bläschen werden können. Bei einer
heftigen Entzündung fließen die Bläschen zu nässenden Flächen
zusammen, die bald abtrocknen und verkrusten. Beruhigt sich die
Entzündung, so durchläuft die Haut ein schuppendes Stadium.
Noch für einige Wochen erinnert eine leichte Rötung an das abge-
heilte Ekzem. In allen Phasen des Ekzems kann ein mehr oder
weniger starker Juckreiz auftreten. Der Juckreiz ist das unange-
nehmste am neurodermitischen Ausschlag. Er kann sich nachts
verstärken und in allen Altersstufen den Nachtschlaf schwer stören. Dadurch entsteht ein Schlafmangel mit einer nervlichen Erschöpfung, die den Juckreiz wieder verstärkt.

Neurodermitische Ausschläge können schon bald nach der Geburt *Säuglings- und*
auftreten. Meistens nehmen sie ihren Ausgang vom Milchschorf *Kleinkindalter*
des behaarten Kopfes und betreffen das gesamte Gesicht (unter
Aussparung des Bereiches um den Mund) sowie Hals und Nacken.
Später können Handrücken und Handgelenke dazukommen. Die
Haut im Windelbereich kann sich unter den Bedingungen einer
feuchten Kammer, die die Windel bildet, entzünden. Es kommt
aber auch vor, daß bei einer Neurodermitis der gesamten Haut
gerade der Windelbereich gesund ist. In der Säuglings- und Kleinkinderzeit tritt der neurodermitische Ausschlag gern nässend auf.

80 *Die kranke Haut*

3 bis 7 Jahre Zwischen 3 und 7 Jahren sind vorzugsweise die Streckseiten der Extremitäten befallen. Ekzeme in Ellen- und Kniebeugen können auch schon vorkommen. Sie neigen zur Besiedelung mit Bakterien (Staphylokokken und Streptokokken) und weisen feuchte Krusten auf. Die zur betreffenden Hautregion gehörigen Lymphknoten sind dann meistens vergrößert tastbar und druckempfindlich (Achsel und Leiste, unter dem Unterkiefer, hinter dem Ohr, im Nacken). Ganz grob kann man sagen, daß ein Ekzem in den Kniebeugen mehr seine Ursachen im Stoffwechselbereich (z. B. Verdauungsschwäche) und ein Ekzem der Ellenbeugen den Auslöser in der typischen «Übernervung» der Haut hat. Das sogenannte «Sandkastenekzem» tritt auf, wenn das Kind im Frühjahr im feuchten Sand im Freien spielt; Luft und Feuchte trocknen die Haut an Handrücken und Unterarmen aus, was ein Ekzem hervorruft.

7 bis 21 Jahre Die Zeit zwischen 7 und 21 Jahren ist die eigentliche Zeit des Beugenekzems. Der Ausschlag neigt jetzt zum Trockenen, zur Verdickung der Haut mit starkem Juckreiz. In diesem Alter können auch stark juckende, derbe Knötchen auftreten, die über Monate bestehen bleiben. Der Heuschnupfen und das Bronchialasthma können hinzukommen.

Erwachsenenalter Im Erwachsenenalter ist die Neurodermitis meistens am oberen Pol des Körpers lokalisiert: Kopf, Hals, Dekolleté, Schultern, oberer Rücken und Hände sind befallen. Daran wird der Bezug dieser Hauterkrankung zum Nerven-Sinnessystem deutlich. Der Auslöser liegt oft in einer nervlichen Überbeanspruchung durch berufliche Arbeitsüberlastung, in Prüfungszeiten oder durch Partnerschaftskonflikte. Dabei tritt der Ausschlag nicht sofort während der Zeit der Überlastung auf, sondern nicht selten erst danach in einer Phase des nachlassenden Stresses und der Entspannung. Mit dem Weichen der nervlichen Anspannung treten die Kräfte des Blutes auf den Plan, bedingen ein neuerliches Ungleichgewicht und lassen die Haut im Ausschlag aufblühen.

Die Ursachen der Neurodermitis

Der zur Neurodermitis neigende Mensch zeigt in den beschriebenen konstitutionellen Besonderheiten seiner Haut mit vermindertem Aufbau, verstärkt angreifenden Formkräften und vermehrter Nerventätigkeit Einseitigkeiten und Ungleichgewichte an. Die Haut des Neurodermitikers ist überwach, «übernervt». Das Seelisch-Geistige des betreffenden Menschen ist in seinem Nerven-Sinnessystem allgemein und ganz besonders in seiner Haut zu stark aktiv. Insofern ist die alte Bezeichnung Neuro-dermitis treffend. Andere, neuere Bezeichnungen wie endogenes Ekzem (endogen = von innen kommend) und atopisches Ekzem weisen auf weniger wichtige Charakteristika dieser Hauterkrankung hin. Das einseitige Engagement von Seele und Ich des Menschen im Nerven-Sinnessystem läßt diese an anderem Ort des Organismus vermindert tätig sein, allem voran in der Verdauung.

Vermehrte Nerventätigkeit, Einseitigkeiten und Ungleichgewichte

Schwache Verdauungskräfte und verminderter Aufbau bis hin zu einer schwächlichen Konstitution sind die Innenseite des äußeren Hautproblems. Mit der schwachen Verdauungskraft ist nicht etwa eine Verstopfung gemeint, sondern eine verminderte Fähigkeit von Magen, Leber, Galle, Bauchspeicheldrüse und Darm, mittels der Verdauungssäfte die Nahrungsmittel abzubauen. Ziel der Verdaungstätigkeit muß es sein, die Nahrungsmittel in ihre Bausteine zu zerlegen und ihnen die Fremdqualität des Lebewesens, das sie hervorgebracht hat, zu nehmen. Erst dann dürfen sie durch die Darmwand in das Blut aufgenommen werden. Beim verdauungsschwachen Neurodermitiker haftet den aufgenommenen Stoffen noch etwas Fremdqualität an, wenn sie im Blut erscheinen. Fremdstoffe im Blut sind jedoch Gift, das ausgeschieden werden muß; die Ausscheidung erfolgt dann auch, und zwar über die Haut. Diese ist nicht in dem Maße dafür geschaffen, so daß sie sich entzündet. Damit haben wir die Ursachen der Nahrungsmittelunverträglichkeiten bis hin zu den Allergien beschrieben. Auf diese Weise kann der zu starken Nerventätigkeit eine Ursache in der schwachen Verdauung des Neurodermitikers zur Seite treten.

Schwache Verdauung und verminderter Aufbau

82 *Die kranke Haut*

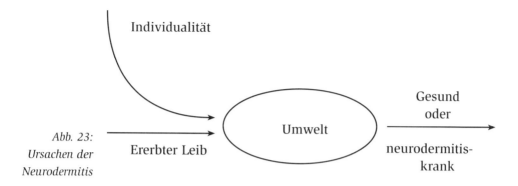

Abb. 23: Ursachen der Neurodermitis

Aktuelle Tendenzen der Neurodermitis

Mit der Embryonalentwicklung, der Geburt und auch noch danach verbindet sich das Ich des Menschen zunehmend mit seiner physisch-leiblichen Hülle. Dieses Ich war vor der Konzeption nur geistig präsent. Die Individualität in seiner Leiblichkeit wird in eine bestimmte Umwelt geboren. Aus drei Richtungen ergeben sich die Ursachen der Neurodermitis: aus dem individuell Mitgebrachten, aus dem Erbe der Eltern und aus der Umwelt.

Läßt man die seelischen Äußerungen von Neurodermitikern der 90er-Jahrgänge auf sich wirken, so bekommt man den Eindruck, daß sich das Ich der Verlockungen der Sinneswelt zunehmend weniger erwehren kann. Diese Kinder neigen dazu, sich durch ihre Sinnesorgane in die Umwelt hineinsaugen zu lassen. Hierin ist ein Grund des übersteigerten Nerven-Sinnesprozesses zu sehen.

Ein weiterer Grund liegt in der zunehmenden Unfähigkeit der Kinder, ererbte Krankheitsneigungen zu überwinden. Die Individualisierung des Erbleibes nach der Geburt erfolgt vornehmlich durch fieberhafte Infekte, wie die klassischen Kinderkrankheiten und fieberhafte Entzündungen der oberen Luftwege. Deswegen sind bis zu acht fieberhafte Erkältungskrankheiten pro Jahr beim Kleinkind normal. Im Bilde gesprochen: Unter dem Feuer des Fiebers wird der Erbleib in die rechte Form geschmolzen und die Neurodermitisneigung «herausgeschwitzt».

Die Umwelt, in die ein Kind mit einer Neurodermitisneigung hineingeboren wird, hält in der heutigen Zeit mannigfache Wirkungen bereit, die eine Neigung in eine manifeste Erkrankung zu verwandeln vermögen:

- eine Flut von Sinnesreizen
- Mangel an Rhythmus im täglichen Leben
- Belastung von Luft, Wasser, Nahrungsmitteln mit Schadstoffen.

Angesichts der Anziehungskraft, die die Sinneswelt heute auf kleine Kinder ausübt, neigt das Kind dazu, die geistige Welt, aus der es auf die Erde kommt, zu schnell zu vergessen. Dies führt zu einem Mangel an seelisch-geistigen Hüllen. Umso stärker sind die Eltern gefordert, sich der spirituellen Natur des Menschen bewußt zu werden, um die schützende Hülle für das Kind, die ein Elternpaar zu geben vermag, auch wirklich aufbauen zu können.

Vorbeugung

Nicht selten kann man bei Kindern beobachten, wie neurodermitische Ausschläge nach einem fieberhaften Infekt abheilen. Deswegen sollten nach Möglichkeit keine fiebersenkenden Arzneien und keine Antibiotika gegeben werden. Fieberhafte Infekte können meistens gut durch naturheilkundliche Behandlung gelenkt und zur komplikationslosen Abheilung gebracht werden. Kinderkrankheiten sollte man nicht sämtlich durch ein umfassendes Impfprogramm verunmöglichen. Grob gesagt sind lediglich die Impfungen gegen Polio, Tetanus und Diphtherie zu empfehlen; alle weiteren Impfungen sind zumindest wert, überdacht zu werden (siehe Literaturhinweise: M. Glöckler / W. Göbel, *Kindersprechstunde*). Heute weiß man, daß häufige fieberhafte Infekte in der Kindheit die Häufigkeit von Allergien und Krebserkrankungen im Erwachsenenalter verringern.
Wie können die Eltern an der Bildung einer schützenden Hülle

Wo möglich fiebersenkende Mittel und Impfungen vermeiden

84 Die kranke Haut

Geistige Nahrung im Kindesalter

für das neurodermitiskranke Kind arbeiten? Zunächst einmal müssen sie sich fragen, ob sie das Kind, das zu ihnen gekommen ist, mit seinen Eigenheiten bis zu den Hautproblemen, auch wirklich akzeptieren, so wie es ist. Was am Kind anders ist als erwartet, die schwierigen Eigenschaften, das nervenaufreibende Trotzen zum Beispiel, muß genauso geliebt werden wie die leicht anzunehmenden positiven Seiten. Tischgebete, Abendgebete, Gute-Nacht-Lieder und Märchen ernähren das Kind geistig. So verfügen Märchen über eine Bilderwelt, die geistige Zusammenhänge, in denen der Mensch steht, ausdrücken; diese kann das Kind in ihrer Bildersprache ohne weiteres verstehen. Durch den Rhythmus der Jahresfeste ist ein immer wiederkehrender äußerer Gang von Ereignissen gegeben, der auf geistige Vorgänge hinweist, von denen sich das Kind tief innerlich und unbewußt getragen fühlen kann.

Die Pflege der Religiosität auf kindgemäße Weise ist Vorbeugung und Behandlung gleichzeitig, denn Religion (aus dem lateinischen Wort religere = vereinigen) verbindet den Menschen in seiner physischen Existenz mit seinem geistigen Sein, seiner göttlichen Herkunft.

Kindgemäßes Spielzeug

Fernsehgeräte, Radios und elektronisches Spielzeug sind für Kinder nicht geeignet. Die von diesen Geräten ausgehenden Sinnesreize sind ausschließlich abbauend ohne jeglichen aufbauenden Anteil. Die Neigung zur Neurodermitis wird beim Kind durch den Umgang mit elektronischen Geräten verstärkt. Wird ein gewisses Maß zum Beispiel des Fernsehens überschritten, gilt dies natürlich auch für den Erwachsenen.

Demgegenüber gibt es Sinnesreize, an denen sich die Sinnesorgane und, von diesen ausgehend, der gesamte körperliche Aufbau des Kindes in gesunder Art und Weise ausbilden können. So bieten nicht lackierte Holzklötze aus verschiedenartigem Holz eine gute Schulungsmöglichkeit des Tastens: Holz von der Fichte, der Buche, der Eiche ist unterschiedlich in Farbe, Gewicht, Festigkeit, Oberfläche und Maserung. Ein Baustein aus Plastik bietet alle diese Sinnesqualitäten und Wahrnehmungsmöglichkeiten nicht. Außerdem bieten einfache Holzklötze gegenüber beispielsweise Legosteinen noch andere Vorteile: Sie haben mehr Variationsmöglichkeiten und regen mehr die Phantasie an. Vorgeformte Plastikbausteine steckt man einfach zusammen, dann halten sie. An Holzklötzen kann man demgegenüber Statik, Oben und Unten, Schwere und Leichte erfahren. Es sollte also auf die Spielzeugqualität geachtet werden.

Die Einseitigkeiten in der Begabung des Kindes, das zur Neurodermitis neigt, bedingen die Notwendigkeit der Förderung der Phantasiekräfte. Die Fähigkeit, wach und schnell wahrzunehmen und zu reagieren, ist gut ausgebildet oder im Übermaß vorhanden. Demgegenüber sollte die musische Seite im künstlerischen Tun wie Malen, Plastizieren, Basteln, Singen und Musizieren gefördert werden. In diesem Sinne bietet sich die Waldorfpädagogik an als reine Vorbeugung gegen neurodermitische Neigungen. *Förderung der Phantasiekräfte*

Vorbeugend wirkt auch die Ernährung des Säuglings mit Muttermilch. Hat ein Elternteil oder haben sogar beide Heuschnupfen, Asthma, eine Neurodermitis oder nur eine ausgeprägt trockene Haut, so ist es ratsam, den Säugling sechs Monate lang voll zu stillen. Wird die Stillzeit weiter ausgedehnt, so wird der allmähliche Lösungsprozeß des Kindes von der Mutter, die «Geburt» in die selbständige Ernährungssituation, zu weit hinausgeschoben, was eventuell zu seelischen Entwicklungsverzögerungen führt. In der Stillzeit sollte sich die Mutter mit Sauermilchprodukten statt süßer Kuhmilch ernähren und nicht im Übermaß Ei, Fisch und Weizenmehl zu sich nehmen. Damit wird der Gefahr aus dem Wege gegangen, daß wegen schwacher Verdauungskräfte der Mutter Eiweiße in der Muttermilch erscheinen, die den Säugling zu dieser Zeit noch überfordern. Außerdem sollte die Mutter auf Zitrusfrüchte, raffinierten Zucker, Süßigkeiten, tierische Fette (Schmalz, fettes Fleisch) und scharfe Gewürze verzichten. *Vorbeugung durch Muttermilch*
Behandlung

86 Die kranke Haut

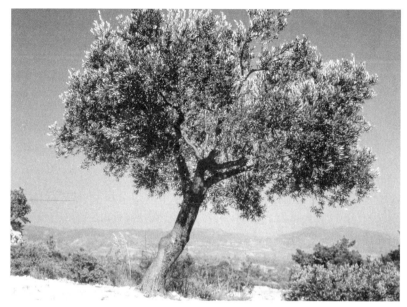

Abb. 24: Olivenbaum

Behandlung von außen

Der Behandlung neurodermitischer Hautprobleme von außen kommt zumindest die Aufgabe der Linderung zu. Trockene Hautzustände bedürfen der fettenden Salben. Es kommt aber auch vor, daß gerade fette Salbenzubereitungen auf der Haut nicht vertragen werden: Das Fett bildet auf der Hautoberfläche einen abschließenden Film, unter dem die Entzündung auflebt und der Juckreiz zunimmt. Dann bedarf es der durchlässigeren feuchten Cremes. Rote, juckende Ekzemstellen lassen sich durch abendliche Anwendung von zinkoxidhaltigen Zubereitungen (z. B. Weleda Calendula-Babycreme) beruhigen (S).

Über eine reine Fettung der Haut hinausgehend ist die Wirkung der Öldispersionsbäder. Durch das Öldispersionsgerät (Firma Jungebad, Bad Boll, siehe Adressenliste) wird ein medizinisches Öl (Olivenöl mit Kräuterzusätzen) so fein mit Wasser verteilt, daß im gesamten Badewasser vom Wannengrund bis zur Wasseroberfläche kleinste Öltröpfchen enthalten sind. Das Öl gelangt in dieser Form in tiefere Hautschichten, regt den Wärmeorganismus insgesamt an und ruft damit die Selbstheilungskräfte auf (S). Für den Neurodermitiker ist das Dispersionsbadeöl mit Equisetum-Zusatz (Ackerschachtelhalm) von Wala besonders geeignet (S).

Behandlung von innen

Die innerliche Behandlung mit tierischen, pflanzlichen und mineralischen Heilmitteln hat zum Ziel, gegenüber den zu stark eingreifenden Abbaukräften des Nerven-Sinnessystems den Aufbau von Substanz im gesamten Organismus und speziell in der Haut zu fördern. Dem dient zum Beispiel die Gabe von potenziertem Silber (Argentum) (A). Das gestörte Gleichgewicht zwischen inneren Organen und Haut kann mit kleinsten Dosen von Quarz behandelt werden (A). Die zu schwach tätigen Verdauungskräfte können durch Heilpflanzen mit Bitterstoffen angeregt werden, zum Beispiel durch den Gelben Enzian (Gentiana lutea) (A). Kinder, die Kuhmilch nicht vertragen und zu häufigen Mandelentzündungen, Nasenpolypen und Mittelohrentzündungen neigen, brauchen homöopathische Mengen von Kalzium (A). So gibt es viele Natursubstanzen, die in homöopathischer Zubereitung hilfreich sind.

Nachtkerzenöl

Zwischen Medikament und einem die Ernährung ergänzenden Mittel stehen Samenöle mit bestimmten ungesättigten Fettsäuren, im Speziellen der Gamma-Linolensäure. Nachtkerzenöl und Borretschöl weisen diese heilsamen Fettsäuren auf; wir bevorzugen das erstere und empfehlen es unverkapselt. Kinder nehmen 1 Teelöffel, Erwachsene 2 Teelöffel pro Tag ein (S). Wenn man nur 100 ml frisches Öl kauft, dieses kühl und dunkel lagert und bald verbraucht, kann man sicher sein, daß es nicht verdirbt. Die ungesättigten Fettsäuren darin helfen beim Aufbau der Fettlamellen zwischen den Hornzellen der Oberhaut und dämpfen die Neigung zu Überempfindlichkeitsreaktionen an den Körpergrenzen. Diese Wirkungen sind im Kindesalter ausgeprägter als beim Erwachsenen.

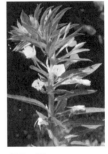

Abb. 25: Nachtkerze

88 *Die kranke Haut*

Heileurythmie

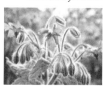

Abb. 26: Borretsch

Für den Neurodermitiker kann die Heileurythmie eine große Hilfe sein. Sie wurde von Rudolf Steiner entwickelt und ist wichtiger Bestandteil der anthroposophischen Medizin. Die Heil-eurythmie ist eine Bewegungstherapie, die das gesprochene Wort, statt daß es durch die Sprechwerkzeuge geformt wird, durch die gesamte Gestalt gehen läßt. So ist jedem Laut eine Bewegung mit Armen, Beinen und Rumpf zugeordnet. Diese Gebärde wirkt nach innen bis in den Bereich der inneren Organe. Zum Beispiel gibt es Übungen, die eine Neigung zu Überempfindlichkeit der Sinnesorgane kompensieren, so daß sich bei regelmäßiger Anwendung über längere Zeit eine «dickere Haut» bildet. Es gibt speziell für die Heileurythmie ausgebildete Therapeuten, die diese am Patienten in Zusammenarbeit mit einem Arzt anwenden. Das kleine Kind wird die heileurythmischen Übungen zusammen mit der Mutter (oder dem Vater) ausführen.

Künstlerische Therapie

Auch die künstlerische Therapie kann eine Hilfe für den Neurodermitiker bedeuten. Mit der Maltherapie kann das seelische Empfinden, die Fähigkeit der Seele, mit den Farbwahrnehmungen mitzuschwingen, geübt werden. So werden Wahrnehmung und Empfindung, die beim Neurodermitiker meistens auseinanderklaffen, wieder miteinander verbunden.

Klimatherapie

Das Meeresklima und die Bergluft helfen dem Neurodermitiker, zu einem gesunden, stabilen Hautzustand zu kommen. Meeresluft macht müde und hungrig, regt also mehr die Stoffwechselkräfte an. Ein Aufenthalt in den Bergen hat eine etwas andere Wirkung: Die feine «Ernährung» des Organismus über die Sinne durch Eindrücke aus der Natur wird impulsiert. Dadurch erfährt der Stoffwechsel eine Anregung und Formung.

Behandlung des Milchschorfs

Kurz soll auf die Behandlung der verschiedenen leichten Erscheinungsformen der Neurodermitis eingegangen werden. Beim Milchschorf des Säuglings und Kleinkindes empfehlen sich Bäder in Ackerschachtelhalm (S). Einmal pro Woche wird dem Bad ein Tee zugefügt: Man brüht eine Handvoll des trockenen Krauts vom Ackerschachtelhalm in 1 l Wasser auf, läßt es 5 Minuten kochen, dann 15 Minuten ziehen; danach seiht man es ab und setzt es dem Badewasser zu. Nach dem Bad reibt man Weleda Calendula-Kinderöl in die Kopfhaut ein und läßt es 10 Minuten einwirken, um dann Schuppen und Borken mit einer feinen Bürste zu entfernen.

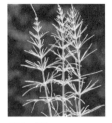

Abb. 27: Ackerschachtelhalm

Die Keratosis pilaris ist ein Konstitutionsmerkmal der atopischen Hautdiathese. Will man nicht warten, bis sie nach der Pubertät oft von selbst langsam zurückgeht, so helfen (vorübergehend) das Aufweichen der Hornkegelchen im Vollbad oder in der Sauna und das anschließende kräftige Abfrottieren. Eine fettende Körperpflege läßt diese Hautveränderung weniger stark in Erscheinung treten (S).

Behandlung der Keratosis pilaris (Hornkegel am Haar)

Beim Brustwarzenekzem der stillenden Mutter ist Weleda Calendula-Babycreme auf dem Warzenhof und Weleda Wecesin-Salbe an der Brustwarze selber eine Hilfe, insbesondere dann, wenn sich eine Rhagade (Einriß) gebildet hat (S). Einrisse an der Brustwarze können das Eindringen von Bakterien fördern, was zur Brustdrüsenentzündung führt. Zur Vorbeugung von Rhagaden kann die werdende Mutter schon während der Schwangerschaft täglich die Brüste mit Salbeitee waschen; dieser Tee hat eine leicht gerbende Wirkung (S).

Behandlung des Brustwarzenekzems

Ernährungsprobleme und -ratschläge

Das neurodermitische Hautproblem hat in der Verdauungsschwäche seine «Innenseite»; durch diese sind Nahrungsmittelunverträglichkeiten bedingt bis hin zur echten Allergie. Unverträglichkeiten und Allergie können sich am Darm selbst als Verstopfung, Durchfall, Blähungen, Völlegefühl oder Bauchschmerzen zeigen. Oder Patient und Arzt bekommen einen Hinweis durch eine Verschlechterung des Hautzustandes, der meist innerhalb ei-

Der Umgang mit Nahrungsmittelunverträglichkeiten

90 *Die kranke Haut*

nes halben Tages nach Genuß des betreffenden Nahrungsmittels
auftritt. Besteht ein Verdacht, daß ein bestimmtes Nahrungsmittel
die Neurodermitis verschlechtert oder dem Darm nicht bekommt,
so sollte es zwei bis vier Wochen lang gemieden werden. Danach
kann eine gehörige Menge zur Provokation gegessen werden. Auf
diese Weise kann jedes verdächtige Nahrungsmittel am sichersten
auf Verträglichkeit geprüft werden. Im folgenden wird eine Über-
sicht gegeben über günstige und ungünstige Nahrungsmittel für
den Neurodermitiker, orientiert an häufigen Unverträglichkeiten,
aber auch an dem Wert für eine gesunde Ernährung ganz allgemein:

Günstig	*Ungünstig*
Hirse*, Buchweizen*, Dinkel, Gerste, Vollkorngetreide	Manchmal Weizen. Raffinierter Zucker, Süßigkeiten, Weißmehl
Blattsalat, rote Beete, Möhren, Gemüse aus biologischem Anbau	Fisch und Ei in großen Mengen
Butter**, Sauermilchprodukte, Pflanzenöle	Vollmilch, Sojaprodukte, Schweinefleisch, Innereien
Sanddornsaft (Vitamin-C-Spender)	Zitrusfrüchte, Erdbeeren, Tomaten, Multivitaminsaft, saures Obst
	Scharfe Gewürze, Alkohol, Kaffee und Schwarztee
	Synthetische Farb-, Konservierungs-, Aromastoffe

* In kochendes Wasser geben, dieses Wasser abgießen und die
  Körner in neuem Wasser garen.
** Butter wird meistens gut vertragen.

Mit Vorsicht zu genießen:

- Erdnüsse, Haselnüsse, Walnüsse
- Hartkäse, tierische Fette
- Paprika, Peperoni, Rettich, Schnittlauch, Sellerie.

Hat man bei sich oder bei einem Kind ein Nahrungsmittel für Darm oder Haut oder für beide als nicht verträglich herausgefunden, so ist es ratsam, es nach einiger Zeit einmal wieder zu probieren. Es kann durchaus sein, daß die Ekzembereitschaft des Organismus sich beruhigt hat und die Allergieneigung verschwunden ist. Natürlich soll man sich bei einer schweren, nachgewiesenen Allergie (z. B. auf Erdnüsse) nicht in Gefahr bringen. Andererseits wäre es falsch, sein Spektrum an Nahrungsmitteln immer mehr einzuengen angesichts mäßiger Beschwerden und dem Organismus die Chance vorzuenthalten, sich in gekräftigter Situation nun mit einem Nahrungsmittel zu arrangieren.

Die Empfehlung, den Säugling sechs Monate lang mit Muttermilch zu ernähren, wurde bereits erwähnt. Hat der Säugling einen ausgedehnten neurodermitischen Ausschlag, so sollte die Mutter Vollmilch in süßer Form meiden und stattdessen Sauermilchprodukte verzehren. Tritt auch dann keine Besserung ein, sollte man über vier Wochen alle Milchprodukte weglassen und darauf achten, ob sich der Ausschlag bessert. Genügend Kalzium bekommt die stillende Mutter dann durch Mandeln, Ziegenkäse, Schafskäse, grüne Kohlsorten wie Brokkoli, Grünkohl und durch Hülsenfrüchte. Nach dem 6. Monat kann man beginnen abzustillen, indem langsam Brei zugefüttert wird. Dafür empfiehlt sich die «Mandelmilch».

Säugling und stillende Mutter

«Mandelmilch»
125 g helles Mandelmus
1000 g Hafer- oder Reisschleim (mit ca. 50 g Getreide)
50 g Milchzucker aus dem Reformhaus

Es ist auch möglich, auf Ziegenmilch oder Stutenmilch überzugehen, falls diese zu beschaffen sind. Die Stutenmilch ist die wertvol-
lere von beiden; allerdings ist die Beschaffung kostspielig. Eine
ausschließliche Ernährung mit Mandelmus versorgt das kleine
Kind zwar mit genügend Kalzium; es fehlt jedoch die nötige Menge Vitamin B12 darin. Deswegen sollte die Mandelmilch immer
mit einer echten Milch kombiniert werden.

Säuglinge und Kleinkinder mit einer Neurodermitis sollten niemals Frischkornbrei aus rohem, eingeweichtem Getreideschrot bekommen. Die Verdauungskräfte sind damit in diesem Alter gänzlich überfordert; zudem können sich durch das frische Korn
schneller Allergien bilden. Die Anwendung von Wärme bei der
Zubereitung des Getreides im Einweichen, Erhitzen und Ausquel-
lenlassen der Körner oder des Schrots bei mäßiger Hitze ist eine
uralte Kulturleistung des Menschen; sie macht das Getreide für
Säugling und Kleinkind erst verträglich. Es gibt derart vorbereitete,
fertige Babynahrung in Demeter-Qualität, die sehr geeignet ist.

Schuppenflechte (Psoriasis vulgaris)

Nach der Neurodermitis soll die Schuppenflechte betrachtet werden, weil Erscheinungsbild der Hautveränderungen, Konstitution
und Persönlichkeit dieser Hautkrankheit der Neurodermitis polar
gegenüberstehen. Zudem gehört die Schuppenflechte wie die
Neurodermitis zu den häufigsten Hauterkrankungen.

Erscheinungsbild

Die feingewebliche Untersuchung einer Hautprobe aus einem
Schuppenflechtenherd unter dem Mikroskop zeigt stark verlängerte
Papillen in der oberen Lederhaut, die erweiterte und geschlängelte,
prall mit Blut gefüllte Kapillaren enthalten. Aus den Kapillaren tritt
Blutserum aus, und es finden sich in ihrer Umgebung zahlreiche
Entzündungszellen, die sogar in die Oberhaut einwandern und dort
kleinste Eiterseen bilden. Innerhalb der Psoriasisherde drängt das

Schuppenflechte 93

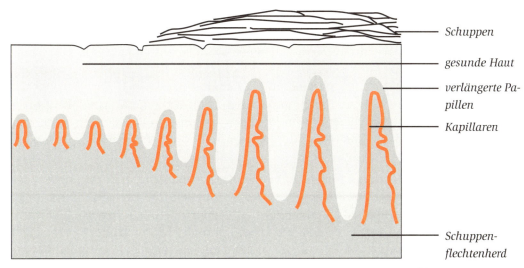

Abb. 28: Hautprobe mit Schuppenflechtenherd unter dem Mikroskop

Blut also mit übermäßig starker Kraft aus dem Körperinneren zentrifugal in die Peripherie bis unter die Oberhaut. Man bekommt den Eindruck, daß diese dadurch in einen übermäßigen Stoffwechsel gedrängt wird: Die Oberhaut ist verdickt; die Hornzellen reifen überstürzt und unvollständig. Die Wanderung einer Hornzelle von der untersten Schicht der Oberhaut bis zu deren Oberfläche dauert statt 28 Tage wie normal nur 3 bis 4 Tage. Auch ist der Gehalt an zwischen den Hornzellen eingelagertem Fett erhöht. Die überstürzte Zellreifung in der Oberhaut des Schuppenflechtenherdes erklärt die starke Schuppung.

Drei typische Phänomene zeigen diese Herde: Man kann die dicken, manchmal plattenartigen Schuppen wie Kerzenwachs abkratzen. Kratzt man weiter, kommt man an ein letztes, feines Häutchen. Zieht man dieses auch noch ab, so gibt es eine tautropfenartige Blutung, die dadurch entsteht, daß man die Papillenspitzen der oberen Lederhaut mit den stark durchbluteten Kapillaren geöffnet hat. *Schuppenflechtenherd, mit dem bloßen Auge betrachtet*

Am häufigsten findet sich die Schuppenflechte als scharf begrenzter, roter, oft durch die Entzündung plattenartig verdickter Herd an *Verteilungsmuster*

94 *Die kranke Haut*

den Knien vorn und an den Ellenbogen. (Damit tritt sie genau polar zum neurodermitischen Beugenekzem auf der anderen Seite der Extremität auf!) Weitere häufig anzutreffende Orte des Befalls sind der behaarte Kopf, die Gesäßfalte, der Genitalbereich und die Nägel. Bei stärkerem Befall kommt der Bereich über dem Kreuzbein dazu. Rumpf und Extremitäten können mit handtellergroßen Herden übersät sein, die auch zu größeren Flächen verschmelzen. Schließlich kann der ganze Körper ohne jegliche Aussparung befallen sein.

Verlauf Meistens tritt die Schuppenflechte erstmalig in der Kindheit oder Jugendzeit auf, um später abzuheilen und bei bestimmten Gelegenheiten erneut in Erscheinung zu treten. In seltenen Fällen kann sie erst nach dem 50. Lebensjahr oder bei noch älteren Menschen beginnen. Es gibt eine akute Form, die meistens im Kindesalter als kleinfleckiger Ausschlag am ganzen Körper auftritt und durch einen Infekt, zum Beispiel eine eitrige Mandelentzündung, ausgelöst wird. Demgegenüber gibt es hochchronische Formen mit jahrzehntelang bestehenden Herden an immer denselben Stellen (z. B. Knie, Ellenbogen, Kreuzbein). Meistens werden die Hauterscheinungen im Sommer besser, um sich regelmäßig im Winter wieder zu verschlechtern.

Stoffwechsel-
Unregelmäßig-
keiten Nicht selten weist der Mensch mit einer Schuppenflechte Unregelmäßigkeiten des Stoffwechsels auf: Harnsäure, Blutfette und Blutzucker können erhöht sein bis hin zur Behandlungsbedürftigkeit. Zudem kann die Schuppenflechte die Gelenke befallen und dort schmerzhafte Entzündungen hervorrufen. Neigt der Neurodermitiker zur langen, dünnen Gestalt, so findet man die Schuppenflechte häufig bei Menschen mit kräftigem Körperbau und einer Neigung zum Fettansatz.

Persönlichkeits-
merkmale des
Psoriatikers Läßt man die Persönlichkeit der Menschen mit einer Schuppenflechte auf sich wirken, so trifft man überdurchschnittlich häufig Individuen, die seelisch belastbar, tolerant und umgänglich sind und die Dinge des täglichen Lebens nicht so genau nehmen. Sie trinken zum Beispiel gern einmal Alkohol, obwohl sie wissen, daß

sich die Schuppenflechte durch Alkoholgenuß verschlimmern kann. In der Einnahme der Medikamente sind sie oft unzuverlässig. Unter den «Schuppenflechtlern» finden sich häufig Menschen mit hohem Aktivitätspegel und innerer Ungeduld. Es sind Menschen, die in kurzer Zeit möglichst viel managen möchten. Dieser Tatendrang führt dazu, daß Menschen mit einer Schuppenflechte oft sehr erfolgreich sind im Beruf. Das, was sie anpacken, gelingt, und wenn es fertig ist, wird gleich zur nächsten Tat übergegangen, ja es drängt sie regelrecht zur nächsten Tat.

Der amerikanische Gegenwartsschriftsteller John Updike hat eine Schuppenflechte. In seiner Autobiographie „Selbst-Bewußtsein" widmet er volle 40 Seiten der Beschreibung seiner Hautkrankheit. Darin schreibt er: «Was war meine Kreativität, mein schonungsloses Bedürfnis zu produzieren denn sonst, als eine Parodie der peinlichen Überproduktion meiner Haut?»

Ursachen

Die Neigung zur Schuppenflechte ist tief in der Konstitution eines Menschen verwurzelt und oft vererbt. Sie bleibt ein Leben lang unverändert bestehen, auch in Phasen mit gesunder Haut. Unter bestimmten Umständen erhöht sich die Neigung, Schuppenflechtenherde an der Haut auszuprägen, und die Hauterkrankung tritt in Erscheinung. Man spricht dann vom erhöhten «endogenen Eruptionsdruck».

Folgende Faktoren fördern die Schuppenflechte:
- Medikamenteneinnahme, z. B. Beta-Blocker, Lithium, Interferone
- Alkohol
- eitrige Infekte, z. B. Mandelentzündung
- Gewichtszunahme und Fettsucht
- Schwangerschaft
- Streß, nervliche und seelische Belastung.

Das feingewebliche Bild der Schuppenflechte macht die überschießende Kraft des vom Stoffwechselgeschehen im Zentrum kommenden und an die Haut gelangenden Blutes deutlich. Die Neigung des Schuppenflechtlers zu erhöhten Harnsäure-, Fett- und Zuckerwerten im Blut weist direkt auf einen zu wenig gebändigten Stoffwechsel hin. Auch die Art der Einflüsse, die die Schuppenflechte verschlechtern können, spricht dafür, daß bei dieser Hautkrankheit die Einseitigkeiten auf der Seite des Stoffwechsels liegen. Es ist interessant, daß man diese Signatur in der Persönlichkeit des Menschen mit einer Schuppenflechte wiederfinden kann: Es ist die Willensseite im Seelenleben der betreffenden Menschen, die übermäßig stark veranlagt ist, bis hin zum unbändigen Tatendrang.

Behandlung

Die anthroposophisch-medizinische Behandlung der Schuppenflechte ist, wie jede naturheilkundliche Therapie auch, nicht einfach. Wir neigen dazu, wenn möglich einen Therapieansatz, der die Selbstheilungskräfte von innen her aufruft, mit einer nebenwirkungsarmen symptomatischen Therapie der Haut von außen zu kombinieren. So wird kurzfristig die Symptomatik gelindert und langfristig die Kraft, die die Schuppenflechte von innen auf die Haut treibt, reduziert. Einen guten Überblick über die üblichen hautärztlichen Behandlungsmethoden der Schuppenflechte gibt das Buch von Dr. Reinhard Achenbach (siehe Literaturhinweise im Anhang).

Lebertherapie – Darmbehandlung
Das zentrale Stoffwechselorgan ist die Leber; nicht selten findet sich bei Menschen mit einer Schuppenflechte eine Leberträgheit oder gar ein regelrechter Leberschaden oder eine Erkrankung der Gallenwege. In solchen Fällen bedürfen Leber und Galle der anthroposophisch-medizinischen Therapie mit Substanzen aus dem Mineral- und Pflanzenreich (A). Ebenfalls nicht selten zeigt der Darm eine Fehlbesiedelung mit Mikroorganismen; bestimmte He-

fearten können im Übermaß auftreten. Solche Zustände müssen durch Förderung der Verdauungskräfte und durch Verbesserung des Darmmilieus behandelt werden (A). (Siehe Abschnitt «Hauterkrankung und Hefebesiedelung des Darmes», S. 61 ff.)

Besteht Überernährung mit Übergewicht bis hin zur Fettsucht, so müssen das Gewicht reduziert und die Eßgewohnheiten verändert werden. Hierzu bieten sich die Schroth-Kur und die Kur nach F. X. Mayr an. Bei der Schroth-Kur wird eine Reduktionskost mit einer Ganzkörperpackung kombiniert. An den Trinktagen ist gewöhnlich ein trockener Weißwein erlaubt, der für den Psoriatiker gegen ein milchsauer vergorenes Brotgetränk (traditionell im Russischen «Kwasz» genannt, in Bioläden und Reformhäusern erhältlich) auszutauschen ist. Bei der Kur nach F. X. Mayr wird nach morgendlichem Abführen mit Bittersalz eine «milde Ableitungsdiät» gegeben, bestehend aus altbackenen, trockenen Semmeln und einem Becher Vollmilch oder Joghurt am Morgen und am Mittag. Zudem wird der Darm in seiner Funktion angeregt mit einer Bauchbehandlung durch einen in der Methode des Mediziners Franz Xaver Mayr ausgebildeten Arzt. Die Mayr-Kur hat den Vorteil, daß der Patient sich danach mit neuen Eßgewohnheiten (z. B. 40 mal kauen pro Bissen) an den normal gedeckten Tisch setzt, besser genießen kann und dadurch weniger ißt und weniger schnell wieder zunimmt.

Gewichtsreduktion: Schroth-Kur – Mayr-Kur

Obstipation (Darmträgheit und Verstopfung) muß behandelt werden. Dazu ist für den Psoriatiker der Sauerkrautsaft, am besten in Demeter-Qualität, sehr geeignet. Man trinkt ein halbes bis ein Glas morgens vor dem Frühstück auf nüchternen Magen (S). Wie der Kwasz, so versorgt auch der Sauerkrautsaft den Organismus mit Milchsäure. Diese hat eine stoffwechselaktivierende und entschlackende Wirkung; eine leichte Schuppenflechte kann durchaus allein durch Zufuhr von Milchsäure abheilen. Eine ähnliche Wirkung hat ein Extrakt der roten Waldameise (Formica), innerlich angewandt besonders bei mageren Menschen, die zu Ablagerungen neigen (A).

Obstipation beheben

Milchsäure

Ameise

98 Die kranke Haut

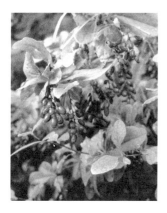 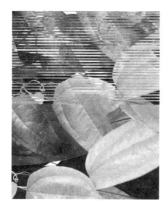 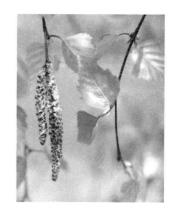

Abb. 29: Berberitze   Abb. 30: Sarsaparilla   Abb. 31: Birke

Fumarsäure Die Behandlung mit Fumarsäure kann man nicht als Methode der biologischen Medizin ansehen. Dieses Mittel muß in hoher Dosis angewendet werden, um zur Wirkung zu gelangen, und es können auch Nebenwirkungen auftreten. Bei der Fumarsäure-Therapie wird dem Organismus etwas zugeführt, von dem er (vielleicht) zu wenig hat; dies ist ein allopathisches Therapieprinzip (A).

Klimatherapie Wie bei der Neurodermitis ist auch bei der Schuppenflechte das Sonnenlicht wirksam. Das Klima am Meer (Sonnenlicht und Salzwasser) und im Hochgebirge fördert oft eine Besserung des Hautzustandes. Ein Aufenthalt am Toten Meer sollte nur bei sehr ausgeprägten Krankheitsbildern in Erwägung gezogen werden. Die dortige Kombination aus starkem Sonnenlicht und hochprozentigem Salzwasser ist hochgradig wirksam; es handelt sich jedoch um eine «klimatische Brechstange», die auf der Haut eine Heilung erzwingt, die nicht tiefergehend ist, so daß oft wenige Wochen nach der Rückkehr zu Hause die Hautveränderungen in alter Form wieder auftreten.

Homöopathische Mittel und Heilpflanzen Bei leichteren Formen der Schuppenflechte empfiehlt sich äußerlich eine Salbe mit einem Extrakt aus einer Berberitzenart (DHU Rubisan Salbe oder Creme) (S). Eine innerlich anzuwendende

Heilpflanze ist die Sarsaparilla (Sarsapsor von Bürger) (A). Die anthroposophische Medizin verwendet einen Extrakt aus der Birkenrinde, unter die Haut gespritzt, und zahlreiche homöopathische Zubereitungen, die die Aufgabe haben, den Stoffwechselbereich zu formen und die ungezügelten Aufbaukräfte in den Psoriasisherden zu begrenzen (A).

Es leuchtet ein, daß man dem Psoriatiker von allem abrät, was von seiten der Ernährung den Stoffwechsel anheizt. Alle «sulfurischen» Nahrungsmittel sind zu meiden (z. B. Senf, Pfeffer). Das Fett in der Nahrung muß stark reduziert werden. Günstig wirkt jedoch Lebertran aus dem Dorsch als Nahrungsergänzung, besonders bei alten, zur Arteriosklerose neigenden Psoriatikern. Diesen Lebertran gibt es in Apotheken auch in verkapselter Form. Im folgenden werden günstige und ungünstige Nahrungsmittel in Anlehnung an Dr. Günther Schäfer tabellarisch aufgeführt.

Ernährungsprobleme und -ratschläge

Günstig	Ungünstig
Sauermilchprodukte	Gewürze: Pfeffer, Nelken, Muskat, Senf, Kümmel, Anis, Zimt, Paprikapulver, d. h. alle fertiggewürzten Speisen
milchsauer vergorene Gemüse und Gemüsesäfte	Nüsse: Haselnüsse, Walnüsse, Erdnüsse
Sauerkraut, Sauerkrautsaft	Schalen von Zitrusfrüchten, industriell hergestellter Zitrussaft
Kwasz	Alkohol in jeglicher Form Weinessig Schweinefleisch, Wurst mit Schweinefleisch

Kontaktekzem

Als Kontaktekzem bezeichnet man einen Ausschlag, der durch den Kontakt der Haut mit einem bestimmten Stoff ausgelöst wurde. Sieht man genauer hin, so sind es zwei Dinge, die zum Entstehen

100 *Die kranke Haut*

eines Ekzems beitragen: Zum einen ist es der Stoff, der von außen an die Haut gelangt, zum anderen die Bereitschaft der Haut, in bestimmter Weise darauf zu reagieren. Löst der Stoff eine allergische Reaktion des Organismus an der Haut aus, so spricht man vom allergischen Kontaktekzem. Wirkt der Stoff jedoch giftig auf die Haut, ist er hautreizend, so entsteht das sogenannte toxische Kontaktekzem.

Allergisches *Kontaktekzem* Stoffe in der Umwelt des Menschen, die in der Lage sind, eine Allergie im menschlichen Organismus hervorzurufen, bezeichnet man als Allergene. Nickel zum Beispiel ist das häufigste Allergen in unserem Alltag. Bestimmte Eigenschaften machen einen Stoff zum Allergen. So kennt man beispielsweise in der Arnika sehr genau die Substanzen (Sesquiterpenlactone), die eine Allergie hervorrufen. Diese Substanzen sind zwar in der ganzen Familie der Korbblütler vorhanden; trotzdem rufen die Pflanzen ganz unterschiedlich häufig Allergien hervor. Die unterschiedliche Fähigkeit eines Stoffes, Allergien auszulösen, bezeichnet man als Allergenität. So ist zum Beispiel die Arnika recht allergen, während die Kamille oder die Ringelblume eine minimale Allergenität besitzen.

Entstehung einer Allergie

Das Entstehen einer Allergie braucht Zeit: Oft dauert es Jahre, in denen Tag für Tag Kontakt mit einer Substanz bestand, die plötzlich nicht mehr vertragen wird. Für das Chromatekzem des Maurers und Fliesenlegers ist der über 10 oder 20 Jahre problemlos überstandene Kontakt mit den Chromsalzen im Zement geradezu typisch. Wird dieser Berufsstoff dann plötzlich nicht mehr vertragen und ruft ein Ekzem hervor, so ist es für den Betreffenden zunächst kaum zu fassen.

Für das Ausbilden einer Allergie braucht der Organismus mindestens 14 Tage: Nach einem ersten Kontakt mit dem Allergen reifen in dieser Zeit die Entzündungszellen heran, in denen quasi der Wille schlummert, bei einem zweiten Kontakt auf dieses massiv loszugehen. Man nennt diese Zeit die Sensibilisierungsphase; erst danach kann sich das allergische Kontaktekzem ausbilden. Entsteht ein Ekzem zum Beispiel zwei Wochen nach Anwendung eines neuen Körperpflegemittels, so kann die Ursache in einer zügig erfolgten Sensibilisierung des Organismus gegen einen der Inhaltsstoffe dieses Mittels liegen.

Allergie vom Spättyp

Ist die Sensibilisierung einmal erfolgt und besteht eine Allergie, so führt jeder weitere Kontakt mit der betreffenden Substanz zu einem allergischen Kontaktekzem. Die Ausprägung des Ausschlages braucht allerdings mindestens einen halben Tag; manchmal tritt der Ausschlag erst nach drei Tagen auf. Innerhalb dieser Zeit wandern die sensibilisierten Abwehrzellen aus den Blutgefäßen in die Haut, wo sie die Entzündung hervorrufen.

Dazu ein Beispiel: Bei bestehender und bekannter Nickelallergie wurde von Frau X. Modeschmuck korrekterweise lange Zeit gemieden. Zur Hochzeit ihrer besten Freundin ist sie fest entschlossen, die zwar nickelhaltigen, aber wunderschön dekorativen Ohrstecker anzulegen. Sie tut dieses eine Stunde vor Beginn der Hochzeitsfeierlichkeiten, genießt diese schön geschmückt, um den am nächsten Tag einsetzenden, nässenden Ausschlag mit Rötung, Schwellung, gelblichen Krusten und starkem Juckreiz geduldig zu ertragen. – Weil zwischen Kontakt mit dem Allergen und dem Ekzem mindestens ein halber Tag vergeht, spricht man von einer Allergie vom Spättyp. (Es gibt auch die Allergie vom Soforttyp, die im Zusammenhang mit der Nesselsucht erklärt werden soll.)

Beispiel: Nickelekzem

Streureaktion

Besteht ein allergisches Kontaktekzem und gelangt das Allergen immer wieder an die Haut, dann ist es möglich, daß der Ausschlag hochakut wird und auf Körperregionen übergreift, an denen kein

102 Die kranke Haut

Kontakt mit dem Allergen bestanden hat. Man spricht von einer «Streureaktion» und von einem «streuenden» allergischen Kontaktekzem.

Beispiel:
Ekzem bei
offenem Bein

Bei Krampfaderleiden kommen offene Stellen an den Unterschenkeln vor, die über Monate bestehen, bis sie abheilen. In dieser Zeit werden sie täglich mit Heilsalbe behandelt; nicht selten wird dadurch eine Allergie gegenüber einem Salbeninhaltsstoff erworben, und es entsteht ein Kontaktekzem. Wird die Ursache nicht erkannt und die bisher angewandte Salbe weiter benutzt, so können die Ekzemherde am Unterschenkel in das Gesicht, auf die Handrücken und Unterarme oder auf den gesamten Rücken streuen.

Epikutantest

Hat man den Verdacht eines ursächlichen Zusammenhanges zwischen einem Ekzem und einem bestimmten Stoff, so kann man diesen, in bestimmter Konzentration in Vaseline oder Wasser gelöst, unter einem Pflaster einwirken lassen. Dieser Allergietest wird Läppchentest oder Epikutantest genannt. Das Pflaster bleibt 24 Stunden auf der Haut; dann entfernt man es und überprüft die betreffende Hautstelle das erste Mal. Ein zweites Mal sieht man nach 48 Stunden und eventuell noch ein drittes Mal nach 72 Stunden nach. So läßt sich prinzipiell jede Substanz auf der Haut prüfen. Meistens werden die 22 häufigsten Allergene als standardisierter Block getestet.
Wichtig ist jedoch, daß die Testung erst nach Abklingen des Ekzems geschieht, da, falls dieses noch besteht und das Hautorgan als Ganzes noch in Alarmbereitschaft ist, es geschehen kann, daß die Haut gereizt auf Substanzen reagiert, gegenüber denen gar keine Allergie besteht. Wenn also der Epikutantest zeitlich zu nahe am akuten Kontaktekzem liegt, kann das Testergebnis unzuverlässig sein. In jedem Falle muß das Ergebnis des Allergietestes mit den Beobachtungen, die Arzt und Patient mit dem Ekzem gemacht haben, verglichen werden; das heißt, das Ergebnis muß interpre-

tiert werden. Damit wird zwischen echten Allergien mit Übereinstimmung von Testergebnis und Vorgeschichte des Ekzems und «falsch positiven» Reaktionen im Test (meist durch Hautreizungen bedingt) unterschieden. Letzere haben keine Bedeutung für das betreffende Ekzem.

Berufskrankheiten

Eine geradezu schicksalshafte Bedeutung können allergische Kontaktekzeme für den beruflichen Werdegang eines Menschen haben. Hat zum Beispiel der schon erwähnte Fliesenleger eine Sensibilisierung gegen Chromsalze erworben, so muß er jeglichen Kontakt mit Zement meiden. Das bedeutet, daß er nicht mehr in seinem Beruf arbeiten kann. Ist ein Zusammenhang zwischen einem Hautausschlag und dem Kontakt mit Berufsstoffen nachgewiesen, so gehen alle Heilmaßnahmen bis hin zur Umschulung in einen anderen Beruf in einem sauberen und trockenen Milieu auf Kosten der Berufsgenossenschaft. Es gibt eine ganze Reihe von Hautschutzmaßnahmen, die Hautkrankheiten verhindern helfen (siehe im Abschnitt «Handekzem», S. 107). Trotzdem sind die Kontakt-allergien die häufigsten Ursachen von Berufskrankheiten.

Erhöhte Ekzembereitschaft

Die Neigung, gegenüber einem Stoff eine Allergie zu entwickeln und auf dessen Hautkontakt hin ein Ekzem zu bekommen, ist von Mensch zu Mensch ganz unterschiedlich. Oft tritt eine erhöhte Ekzembereitschaft familiär gehäuft auf, das heißt, sie ist vererbt. Die Nickelallergie zum Beispiel findet sich häufig in Verbindung mit einer Neigung zu Neurodermitis, Heuschnupfen und Asthma. Bei einem Menschen kann die Ekzembereitschaft in verschiedenen Phasen des Lebens unterschiedlich ausgeprägt sein. Nicht selten findet man sie in Zeiten nervlicher und seelischer Anspannung erhöht. Berufliche Sorgen, ein Ehestreit, eine Auseinandersetzung mit dem besten Freund können begleitet sein von der Unverträglichkeit zum Beispiel eines Rasierwassers oder einer Augencreme. Andererseits gibt es eine konstitutionelle, ererbte Art der Haut, die nicht viel Belastung verträgt. Es ist die zur Trockenheit neigende Haut, bei der, eher im Winter als im Sommer, häufige Handwäschen austrocknend wirken und Allergene schneller in die tieferen Schichten dringen lassen.

Toxisches Kontakekzem Neben dem Kontaktekzem mit allergischer Ursache gibt es eine andere Art des Kontaktekzems: Durch Kontakt mit hautreizenden Stoffen, die die Oberhaut schädigen, kann es zu einem sogennanten toxischen Kontaktekzem kommen. Allergisches und toxisches Kontaktekzem unterscheiden sich im Erscheinungsbild nicht voneinander; es ist Aufgabe der hautärztlichen Kunst, die jeweilige Ursache zu finden. Ein typisches Ekzem durch toxische Einwirkung kann entstehen, wenn zum Beispiel ein Kraftfahrzeugmechaniker seine mit Öl verschmierten Hände mit organischen Lösungsmitteln (z. B. Benzin, Spiritus) säubert. Diese zerstören die schützende Fettschicht der Hornhaut und reizen bis zur Entzündung. Meistens sind es im Alltag jedoch reizende und austrocknende Wirkungen von außen, die zwar sehr sanft sind, dafür aber sehr häufig einwirken und dadurch schließlich zum Ekzem führen.

Hausfrauenekzem Ein Beispiel ist das «Hausfrauenekzem», das beim Geschirrspülen, Saubermachen, Wäschewaschen und so weiter durch Wasser und Spülmittel an den Händen entsteht.

Zwei-Phasen-Ekzem Nicht selten spielen toxische und allergische Abläufe beim Zustandekommen eines Kontaktekzems zusammen. Neigt zum Beispiel ein Maler zu trockener Haut, dann führt das Abwaschen von Farbresten an seinen Händen mit einer aggressiven Handwaschpaste zu trockenen und gereizten Handrücken. Durch die dergestalt vorgeschädigte Haut kann nun ein Allergen, etwa eine Substanz aus den Farben, schneller in tiefere Schichten der Oberhaut eindringen und dort eine Sensibilisierung in Gang setzen. Man spricht vom «Zwei-Phasen-Ekzem»: Das toxische Kontaktekzem der ersten Phase wandelt sich durch die Sensibilisierung gegen einen Stoff in der zweiten Phase um in ein allergisches Kontaktekzem.

Im allgemeinen wirkt Sonnenlicht beruhigend auf Ekzeme. Es kann jedoch vorkommen, daß ein Stoff auf der Haut erst in Verbindung mit Sonnenlicht seine allergisierende oder reizende Wirkung entfaltet. Wenn man mit unbedeckter Haut auf einer frisch gemähten Wiese liegend die Sonne genießt, dann kann es geschehen, daß Pflanzensäfte, insbesondere von Doldenblütlern wie Bärenklau, zusammen mit dem Sonnenlicht einen Ausschlag machen. Man spricht von der «Wiesengräserdermatitis», die nach dem Kontakt mit dem Saft aus Blättern und Pflanzenstengeln meist streifig auftritt und bis zur Blasenbildung führen kann. Auch bestimmte Duftstoffe in Parfüms, direkt auf die Haut gebracht, können zusammen mit Sonnenlicht phototoxische Kontaktekzeme verursachen. Photoallergische Kontaktekzeme sind sehr viel seltener. Sie können durch bestimmte Lichtschutzfaktoren in Sonnenschutzmitteln ausgelöst werden. Auch Medikamente, die von innen über das Blut an die Haut gelangen, können dieses Ekzem auslösen, zum Beispiel bestimmte wassertreibende Mittel.

Photoallergisches und phototoxisches Kontaktekzem

Wiesengräserdermatitis

Bei den Kontaktekzemen steht, das sagt schon deren Name, die Bedeutung des Stoffes, der von außen an die Haut kommt, oft ganz im Vordergrund. Darin ist auch die Berechtigung der Anwendung von Kortison (siehe Kapitel «Zur Behandlung mit Kortison», S. 69f.) mit seiner starken symptomatischen Wirkung und schnellen Linderung der Beschwerden, wie zum Beispiel des Juckreizes, begründet. Ist der Auslöser als von außen kommend bekannt, muß man diesen meiden und kann getrost ein passendes Kortisonpräparat anwenden (A). Ist dem Patienten die schnelle Abheilung des Ekzems nicht so wichtig, empfehlen sich beim akuten Kontaktekzem folgende Maßnahmen:

Behandlung

• in der feuchten Phase: feuchte Umschläge mit Aufguß aus schwarzem Tee oder Eichenrinde (gerbende Wirkung), Malve und Kamille (entzündungshemmende Wirkung) (S);

106 *Die kranke Haut*

- in der geröteten, trockenen Phase: nachts *Weleda Calendula-Babycreme* oder weiche Zinkpaste, tags Olivenöl, *Weleda Mandel-Gesichtscreme* oder *DHU Halicar Salbe* (S);
- in der trockenen Phase mit abklingender Rötung: nur fettende Salben, wie oben aufgezählt, für tagsüber (S).

Gegen den Juckreiz ist die innerliche Gabe verschiedener homöopathischer Mittel wirksam (A). Besteht eine erhöhte Ekzembereitschaft, so wird man versuchen, diese durch eine Behandlung der Konstitution mit anthroposophischen Mitteln zu beruhigen (A).

Lidekzem

Ursachen Der Ausschlag der Augenumgebung mit Rötung, unterschiedlich stark ausgeprägter Schwellung und feiner Schuppung ist sowohl durch seine Sichtbarkeit als auch durch den oft bestehenden Juckreiz besonders unangenehm. Am häufigsten ist er Ausdruck einer konstitutionellen Neigung zur Neurodermitis und durch nervliche Anspannung bedingt. Das Auge ist dem Menschen das wichtigste Sinnesorgan überhaupt; deswegen hütet man das, was einem besonders wertvoll ist, «wie seinen Augapfel».

Das erste schwere Lidekzem, das der Autor in einer Hautklinik zu Gesicht bekam, fand sich bei einem Studenten, der tags studierte und Vorlesungen besuchte und nachts das Geld für das Studium durch Taxifahren verdiente. Die Überlastung des Sehorgans, ja des ganzen Nervensystems, lag in diesem Falle auf der Hand.

Ein Lidekzem kann aber auch auf die Unverträglichkeit eines Gesichts- oder Haarpflegemittels hinweisen. Bei einer die Haut reizenden Haarpflege ist es oft so, daß nicht die robuste behaarte Kopfhaut reagiert, sondern die Nachbarschaft, der Hals, der Nacken, die Stirn und eben auch der Bereich um die Augen. Die gesamte Haut- und Haarpflege muß auf Verträglichkeit überprüft werden. Haarpflegemittel verdienen diese Bezeichnung aufgrund ihrer Aggressivität oft nicht.

Seltener ist ein Lidekzem Ausdruck einer Funktionsschwäche des Leberorgans; in solch einem Falle bedarf es der heilpflanzlichen Behandlung der Leber (A).

Bei starker Schwellung der Augenumgebung zusammen mit entzündlicher Rötung lindern feuchte Umschläge mit schwarzem Tee (S). Auch die Anwendung der zinkoxidhaltigen *Weleda Calendula-Babycreme* über Nacht in Kombination mit *Weleda Antimonit-Salbe 0,4 %* tagsüber wirkt günstig (S). Sind Hauttrockenheit und Schuppung vorherrschend, ist *Antimonit-Salbe 0,4 %* allein mehrmals täglich anzuwenden (S).

Behandlung

Handekzem

Ausschläge an den Händen treten oft auf; die Unterschiedlichkeiten in Erscheinungsbild und in den Ursachen sind groß. Betrachten wir zunächst die verschiedenen Hautbilder: Oft beschränkt sich das Handekzem auf die Handinnenflächen und die Fingerseitenflächen. Schubförmig treten juckende, manchmal schmerzende Bläschen auf, die zu feuchten, verkrustenden Flächen zusammenfließen können, um einzutrocknen und über ein schuppendes Stadium zu verschwinden. Auch die Fußsohlen und Fußseitenflächen können, allerdings deutlich seltener, mitbefallen sein. Man spricht vom dyshidrotischen Ekzem, was bedeutet, daß der Umgang mit der Flüssigkeit in der Haut gestört ist.

Dyshidrotisches Ekzem

Ein anderes Erscheinungsbild hat das verhornende Handekzem: Auch hier sind die Handinnenflächen betroffen, allerdings mit einer Neigung zur Verfestigung der Oberhaut. Es bilden sich großflächige oder nur auf einzelne Areale der Innenhand beschränkte Verhornungen, manchmal begleitet von entzündlicher Rötung. Die in den steifen Verhornungen bei Bewegungen entstehenden Risse sind sehr schmerzhaft und können sich durch Verunreinigungen entzünden.

Verhornendes Handekzem

Am häufigsten liegen die Ursachen eines Handekzems im Inneren, in der Konstitution des betreffenden Menschen. Allerdings spielt bei der Beurteilung der Ursachen gerade des Handekzems das menschenkundliche Konzept des Arztes eine große Rolle. Grob gesagt, betont die Naturheilkunde, und ganz besonders auch die anthroposophische Medizin, die Bedeutung der indivi-

Ursachen

duellen Disposition, der Ekzembereitschaft. Demgegenüber stellt die Dermatologie mehr die äußere Verursachung in den Vordergrund. Beide Ansätze haben ihre Berechtigung, und der Arzt muß beide bei der Ursachensuche im Einzelfall mit einfließen lassen.

Innere Ursachen des Handekzems können sein:
- atopische Hautdiathese
- Schuppenflechte
- Funktionsschwächen innerer Organe (Leber, Niere, Darm).

Äußere Ursachen können sein:
- Befall mit Hautpilz
- allergisches Kontaktekzem
- toxisches Kontaktekzem.

Dyshidrotisches Ekzem und Persönlichkeit

In der Gruppe von Menschen mit dem dyshidrotischen Handekzem, bei dem die Handinnenflächen durch Schübe von Bläschen in einer feuchten Entzündung vorübergehend aufgelöst sind, trifft man als Arzt öfter eine bestimmte Persönlichkeit an. Es sind zum Beispiel Friseusen oder Krankenschwestern, nicht selten hellhäutig, blond und blauäugig, die eine gewisse Sensibilität haben und sich geduldig die Sorgen der Kunden und die Nöte ihrer Patienten anhören. Das, was ihnen mitgeteilt wird, berührt sie innerlich; sie können es oft nicht so schnell vergessen. Darin offenbart sich ihre Dünnhäutigkeit; die sich auflösende Haut auf den Innenseiten der Hände, die die Hauptkontaktfläche des handelnden Menschen zur Welt sind, bilden das seelische Abgrenzungsproblem auf organischer Ebene ab. Diese Menschen sind für ihre Umwelt zu offen.

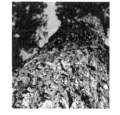

Abb. 32: Eiche

Behandlung von außen

Das feuchte Handekzem im akuten Bläschenschub trocknet schnell unter Anwendung von *Weleda Fußbalsam* über Nacht unter Baumwollhandschuhen ab (S). Handbäder in Eichenrindenabkochung oder *Tannolact* von Galderma, einem synthetischen Gerbstoff, beruhigen die nässende Entzündung (S). Das trockene Handekzem und besonders die zur Verhornung neigende

Form bessern sich unter *Weleda Antimonit-Salbe 0,4 %*, mindestens zweimal täglich angewandt (S). Bedürfen die Hände einer fettenden Pflege, die jedoch noch die Arbeit am Schreibtisch zuläßt, so empfiehlt sich *Wala Handcreme* (S).

Behandlung von innen

Sind äußere Ursachen weitgehend auszuschließen und verschlechtert sich das Handekzem zum Beispiel nach Genuß von Süßigkeiten oder Alkohol, so muß eine eventuelle Verdauungsschwäche behandelt werden (A). Das dyshidrotische Ekzem mit seinen feuchten Bläschenschüben kann zu erkennen geben, daß der Flüssigkeitsorganismus des betreffenden Menschen nicht geordnet funktioniert. Es bedarf dann des Ackerschachtelhalms in phytotherapeutischer Zubereitung (auch als Tee) oder auch als homöopathisches Medikament (A). Einem Menschen mit dieser Ekzemform und einer zu großen seelischen Offenheit kann mit homöopathischen Mitteln geholfen werden, eine «dickere Haut» zu bekommen (A).

Vorbeugende Maßnahmen im Alltag

Personen, deren Handekzem teilweise oder ganz durch die Einwirkung von Stoffen aus der beruflichen Tätigkeit oder aus dem häuslichen Alltag bedingt ist, sollten folgende Ratschläge befolgen:

- Hautkontakt mit allen schädigenden Stoffen vermeiden
- Händewaschen mit lauwarmem Wasser und parfümfreier Seife; Bürsten und aggressive Reinigungsmittel vermeiden; Seife gut abspülen; nach dem gründlichen Abtrocknen Pflegecreme einmassieren
- Fingerringe bei der Hausarbeit ablegen, da sich darunter länger Reinigungsmittel halten können, die die Haut schädigen
- Textilien und Geschirr an Wasch- und Spülmaschine abgeben
- Schutzhandschuhe aus PVC verwenden – Gummihandschuhe erhöhen die Sensibilisierungsgefahr
- unter den Schutzhandschuhen Baumwollhandschuhe tragen; dadurch wird der nicht abdunstende Schweiß aufgesaugt

110 *Die kranke Haut*

- bei Bearbeitung von Zitrusfrüchten, Tomaten, Kartoffeln in der Küche Schutzhandschuhe tragen.
- immer, wenn die Haut der Hände trocken ist, tags Handcremes und nachts fette Salben unter Baumwollhandschuhen (z.B. Zwirnhandschuhe von Lohmann aus der Apotheke) verwenden.

Unterschenkelekzem

Das Unterschenkelekzem kommt am häufigsten am unteren Unterschenkel, oberhalb der Knöchel, vor. Hochakute Formen nässen, während chronische Formen trocken schuppen und sehr stark jucken können. Besonders abends, wenn der hautgesunde Mensch die Ruhe nach der Arbeit genießt, kann der Juckreiz unerträglich werden; oft hört er dann auch während der ersten Nachthälfte im Bett nicht auf.

Ursachen Einen groben Hinweis auf die Ursache gibt diese Ekzemform durch ihre Lokalisation: Oft besteht eine Stoffwechselträgheit mit Notwendigkeit der Ausscheidung von Stoffwechselschlacken über die Haut. Ein Spezialfall dieser Situation ist das Krampfaderleiden. Der Blutstau in den Krampfadern führt zu einer Wasseransammlung im Gewebe (Ödem); der Unterschenkel wird gegen Abend am unteren Ende dick. Dadurch verändert sich die Stoffwechselsituation der Haut, und der Ausschlag tritt auf. Hat das Krampfaderleiden zu Geschwüren an den Unterschenkeln geführt, so sind es die feuchten Absonderungen daraus und die Tag für Tag über lange Zeit verwandten Salben, die schließlich zu einem Ekzem führen. Oft spielt eine Sensibilisierung gegen einen Salben-Inhaltsstoff beim Zustandekommen des Ekzems mit eine Rolle (siehe Abschnitt «Kontaktekzem», S. 99ff.). Das Ekzem hat seinen Ort dann meistens in der unmittelbaren Nachbarschaft der offenen Stelle.

Behandlung Die Behandlung sollte der Entlastung und Anregung des Stoffwechsels dienen. Die Ernährung muß wenig Zucker und Eiweiß (Fleisch, Milchprodukte, Ei) enthalten; Übergewicht muß gesenkt werden. Eventuell bedürfen Darm, Leber, Nieren der medikamentösen Behandlung (A). Die Behandlung des Krampfaderleidens ist in einem eigenen Abschnitt beschrieben (s. S. 174ff.).

Windeldermatitis

Meist sind Gesäßfalte und vorderer Windelbereich stark gerötet; *Erscheinungsbild* manchmal ist die Haut des gesamten Windelbereichs entzündet. Eine Hefebesiedelung erkennt man an bestimmten Zeichen: Um eine flächige Rötung herum sind rote Knötchen und Fleckchen über die gesunde Haut der Umgebung ausgestreut. Letzte Sicherheit bekommt man jedoch nur durch einen Abstrich durch den Arzt und das Beimpfen einer Kulturplatte.

Die Haut des kleinen Kindes ist im Windelbereich einer starken *Ursachen* Belastung ausgesetzt: Die Feuchte von Urin und Stuhl lassen die Haut aufquellen und austrocknen; wenn der Stuhl aufgrund von Verdauungsstörungen eine «Schärfe» aufweist, greift das zusätzlich die Haut an. Zudem siedeln sich in der feuchten Wärme des gut und oft auch luftdicht verpackten Kinderpopos leicht Hefen an. Betroffen sind oft Kinder mit trockener Haut und Neurodermitisneigung. Bei jedem Kind wächst während der Zeit des Zahnens die Ekzemneigung. Der Durchbruch des Zahnes von innen nach außen durch die Mundschleimhaut hat dieselbe «Stoßrichtung» wie der Ausschlag. Deswegen findet sich beim Zahnen auch häufiger eine Windeldermatitis.

Wenn bisher Einmalwindeln benutzt wurden, sollte auf Stoffwin- *Behandlung* deln übergegangen werden und umgekehrt. Oft bringt diese Veränderung schon eine Besserung. Stoffwindeln sind etwas luftiger, während Einmalwindeln mehr Saugfähigkeit haben. Um die Austrocknung der Haut zu reduzieren, sollte nur einmal pro Woche gebadet werden. Waschen sollte man den Windelbereich gar nicht, sondern die Haut nur mit Weleda Calendula-Kinderöl oder reinem Olivenöl auf Watte oder Einmaltüchern reinigen. Es ist eine Wohltat für die Haut im Windelbereich, wenn das Kind in der warmen

112 *Die kranke Haut*

Stube oder an warmen Tagen draußen unbekleidet sein kann. Zu
Schutz und Pflege der Haut empfiehlt sich *Weleda Calendula-Babycreme*. Eine Hefebesiedelung der Haut wird durch einen Farbstoff
beseitigt, zum Beispiel Gentianaviolett 0,5 %ig in wäßriger Lösung. Man trägt diese leuchtendviolette Farbe mit dem Wattebausch an drei Tagen hintereinander jeweils einmal täglich auf die
befallenen Hautareale auf und geht dann auf *Weleda Calendula-
Babycreme* über (S). Ist die Hefe im Darm des Kindes vorhanden
(Nachweis in der Stuhlprobe) oder bewirken Verdauungsstörungen einen gärenden oder faulenden Stuhl, bedarf der Darm einer
Behandlung mit Heilpflanzen und homöopathisch zubereiteten
Mitteln (A).

Ekzem des alten Menschen (Altersekzem)

Erscheinungsbild Die trockene Haut bildet feine Risse, die eine Ähnlichkeit mit den
haarfeinen Rissen im Porzellan haben («Etat craquelé»). Diese
Rißchen können sich entzünden, so daß ein Austrocknungsekzem
entsteht. Es ist bevorzugt an den Extremitäten lokalisiert. Bei stärkerer Ekzembereitschaft von innen kann das gesamte Hautorgan
übersät sein mit roten, schuppenden Fleckchen oder kleinen juk-
kenden Knötchen. Der Juckreiz bei Ekzemen alter Menschen ist
oft das Schlimmste und übersteigt nicht selten das Leiden bei stärkeren Schmerzen. Die Haut des alten Menschen kann auch jucken,
ohne daß sie äußerlich irgendwelche Besonderheiten aufweist. Der
Juckreiz im Alter zeigt ein Zuviel an Bewußtseinskräften im Hautorgan an, die durch den auf organischer Ebene stattfindenden
Alterungsvorgang freigesetzt werden.

Ursachen Bei jedem Menschen läßt die Tätigkeit der Talgdrüsen im höheren
Lebensalter stark nach; es gelangt nur noch wenig Talg auf die
Haut, die dadurch trockener wird. Die geringste Talgdrüsendichte
findet sich in der Haut von Armen und Beinen; deswegen trocknet
die Haut hier am ehesten aus. Der alte Mensch steigert nicht selten
Häufigkeit und Intensität der Körperwäschen, anstatt seine Wasch-
gewohnheiten seiner trockenen Haut anzupassen. Schwimmen im

Seborrhoisches Ekzem **113**

Hallenbad und Saunagänge im Winter stellen besondere Anforderungen an die Haut des alten Menschen.

Jedoch zeigt im Alter nicht nur die Haut selber einen Rückgang der *Sklerose* aufbauenden Stoffwechseltätigkeit; auch die inneren Organe (Leber und Niere) sind in ihrer Stoffwechselkraft gedämpft. Entgiftung und Ausscheidung von Leber und Niere reichen nicht mehr aus; die Haut muß diese Funktionen im Übermaß übernehmen. Dafür ist sie jedoch nicht gebaut. Die Folge ist, daß sie im Ekzem «aufblüht». Zudem bringt das Alter eine allgemeine Sklerosetendenz mit sich, die sich über den gesamten Organismus erstreckt. Der Abnahme der Vitalität auf organischer Ebene steht eine Zunahme der Regsamkeit auf seelisch-geistiger Ebene gegenüber: Die Weisheit des alten Menschen kann davon zeugen.

Zunächst muß für eine ausreichend fettende Hautpflege gesorgt *Behandlung* werden. Die Anwendung einer fetten Salbe empfiehlt sich am Abend vor dem Zubettgehen, damit die Oberbekleidung nicht unter dem Fett leidet. Dafür bieten sich je nach Fettbedarf *Weleda Hautcreme*, *Weleda Coldcream* oder die *Wala Rosencreme* an (S). Bei stärkerem Juckreiz sind Abwaschungen mit Essigwasser und anschließende Einreibung mit Kamillenblütenöl hilfreich (S). Bei ausgeprägtem Altersekzem muß auch innerlich behandelt werden. Nebst Injektionen aus einem Extrakt der Birkenrinde schaffen Birkenblättertee oder Weleda Birkenelixier einen Ausgleich zwischen Stoffwechselträgheit im Inneren und Sklerosetendenz auf der Haut (A). Stoffwechselaktivierend wirkt auch die innerliche Anwendung der roten Waldameise in homöopathischer Zubereitung (A). Oft bedarf es auch der Anregung von Leber- und Nierentätigkeit mit heilpflanzlichen Mitteln (A).

Seborrhoisches Ekzem

Seborrhoe heißt Talgfluß; das seborrhoische Ekzem ist demnach *Erscheinungsbild* ein Ausschlag, der sich vornehmlich in den talgdrüsenreichen Hautregionen findet, in denen die Hautoberfläche fetter ist: be-

114 *Die kranke Haut*

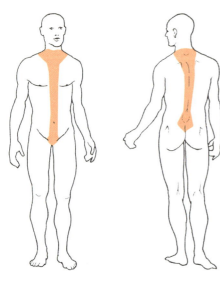

*Abb. 33:
Vordere und
hintere Schweiß-
rinne*

Ursachen

haarter Kopf, Augenbrauen, mittlere Abschnitte der Stirn, Nase und benachbarte mittlere Gesichtsregion sowie am Rumpf in der sogenannten vorderen und hinteren Schweißrinne (siehe Abbildung).

Die meistens nicht sehr stark geröteten Flecken haben einen braunen Farbeinschlag; die Haut ist nicht verdickt. Die Entzündung der Kopfhaut kann Haarausfall bewirken; nach Abheilen des Ekzems wächst das Haar jedoch wieder nach.

Innerhalb der Ekzemherde ist oft eine bestimmte Hefe (Pityrosporum ovale) vermehrt, die auch auf der gesunden Haut vorkommt, allerdings in geringerer Dichte. Man vermutet, daß dieser Hautkeim das Ekzem mit verursacht. Aber beim Zustandekommen des Ekzems spielt auch die erbliche Neigung zur fetten Haut mit. Wie es eine ererbte trockene Haut mit Neigung zur Neurodermitis gibt, so bringt die fette Haut eine Neigung zum seborrhoischen Ekzem, zur Akne und zur Rosazea mit sich.

Nicht selten weisen die Menschen mit einem seborrhoischen Ekzem eine Verlangsamung der Leberfunktion auf. Auch kann sich eine vermehrte Besiedelung des Darmes mit Hefen zeigen. Die Hefen auf der Haut und im Darm haben jedoch äußerlich nichts miteinander zu tun; es sind ganz unterschiedliche Arten. Es besteht nur insofern ein innerer Zusammenhang zwischen diesen beiden, oft gemeinsam bei einem Menschen anzutreffenden zu dichten Hefebesiedelungen, als beide Terrains, Haut und Darm, nicht genügend vom menschlichen Organismus mit Formkräften durchdrungen sind. Das hat dann zur Folge, daß fremdes Leben in einer unrechtmäßigen Dichte und Intensität den Raum ergreift.

Von außen helfen zunächst alle Maßnahmen, die den zu stark vertretenen Hautkeim reduzieren: gereinigter Steinkohlenteer, Holzteere, Schieferöle, aber auch Schwefel (am behaarten Kopf als Shampoo, in anderen Hautarealen in Zinkschüttelmixtur oder Pasten) (A). Auch das Teebaumöl hat eine Wirkung gegen Pilze; nur muß man wissen, daß es reizen kann, so daß es bei zunehmender Hautrötung sofort abzusetzen ist (S). Wöchentliche Vollbäder, je nach Konstitution mit Zusatz von Ackerschachtelhalmabkochung oder Schwefel, können den Stoffwechsel innerlich aktivieren und dadurch die Haut entlasten (A). Findet der Arzt Anhalt für eine leichte Leberschwäche, so bedarf es der heilpflanzlichen Behandllung der Leber (A).

Behandlung

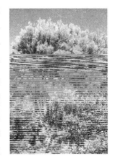

Abb. 34: Teebaum

Akne

Neben der Neurodermitis und der Schuppenflechte gehört die Akne zu den häufigsten Hauterkrankungen. Für die gewöhnliche Akne ist die Situation des menschlichen Organismus in der Pubertätszeit kennzeichnend: Mit 10 bis 14 Jahren beginnend und mit 18 bis 19 Jahren abgeschlossen, vollzieht sich die Ausreifung des heranwachsenden Menschen mit dem Ergebnis der Geschlechtsreife. Das damit einhergehende Einspielen eines jeweils für Mann und Frau eigenen Hormonspiegels mit einem auch für den einzelnen Menschen eigenen Verhältnis von männlichen und weiblichen Geschlechtshormonen ist nur eine spezielle Seite des Stoffwechselgeschehens. Der gesamte Stoffwechsel reift in dieser Zeit aus.

Ursachen

Ebenso ist es mit dem Seelenleben: Das andere Geschlecht wird erkannt, Ideale werden ergriffen, das Individuelle bildet sich heran. Durch eine Phase mit Stimmungsschwankungen, Verinnerlichung, starken Gefühlserlebnissen, Negativismus und Unsicherheit im sozialen Verhalten hindurchgehend, wird eine individuelle Art des Umgangs mit der Umgebung, eine eigene Form der verantwortlichen Lebensgestaltung mit Aufbau von Freundschaften erreicht. In dieser Zeit ist zwischendurch ein leichtes seelisches Chaos zu be-

Situation in der Pubertätszeit

merken, das auf dem Wege zum Erwachsenwerden durchschritten wird. Das spiegelt sich im körperlichen Geschehen: Die Umwandlung im Stoffwechsel kann vorübergehend in eine Phase der «Gärung» übergehen. Dieser «gärende Stoffwechsel» sucht sich dann seine eigenen Wege nach außen; in der Entzündung der Aknepustel tritt er an die Oberfläche. Hier werden die noch ungelenken Stoffwechselvorgänge, die neu ergriffen und geformt werden müssen, offenbar.

Unglücklicherweise geschieht dieses fast immer im Gesicht, seltener auch im Dekolleté und auf dem oberen Rücken. Damit wird die Unsicherheit des Heranwachsenden noch akzentuiert: Er erlebt seine inneren Schwankungen und Unausgeglichenheiten; wenn er dann vor den Spiegel tritt, erscheint ihm sein mit Pickeln übersätes Gesicht wie eine Bestätigung seiner inneren Lage. Diese Situation macht die Pubertätsakne für den heranwachsenden Menschen zu einer Hautstörung, die zwar eines Tages mit Sicherheit verschwindet, unter der er jetzt aber ganz besonders leidet.

Akne nach der Pubertätszeit

Auch für die Akne im Erwachsenenalter gibt die Situation der Pubertätszeit die Blickrichtung für die Ursachen vor. Wenn eine Frau um dreißig noch an einer Akne leidet, dann lohnt es sich für den naturheilkundlich arbeitenden Arzt, nach einem «Pubertätsrest» im Stoffwechselbereich zu suchen, nach einer Ecke im Organismus der Betreffenden, die während des Entwicklungsgeschehens der Pubertätszeit noch nicht ganz ergriffen und durchgestaltet wurde.

Weitere Ursachen

Streß kann die Akne verschlechtern. Kurz vor oder während der Menstruation treten oft mehr Pusteln auf. Meistens wird die Akne im Winter bei zu dieser Jahreszeit trägerem Stoffwechsel schlechter, während die Sommersonne die Situation verbessert. Starke Sonneneinstrahlung kann aber auch ungünstig wirken. Ganz grob kann man sagen, daß die Akne sich eher auf einer Haut findet, die die erbliche Neigung zur Seborrhoe (Talgfluß) zeigt. Jedoch kann auch der Mensch mit einer trockenen Haut an einer Akne erkranken. Innerlich kann die Akne durch bestimmte Medikamente (z. B.

Vitamin B, Jod) ausgelöst werden. Aber auch von außen kann sie durch mineralölhaltige Pflegeprodukte (Vaseline, Paraffin) zum Negativen beeinflußt werden.

Geschehen auf feingeweblicher Ebene

Die Talgdrüsen, deren Talgsekretion durch das männliche Geschlechtshormon angeregt wird, scheiden während der Pubertät mehr Talg aus. Andererseits neigen die gemeinsamen Ausführungsgänge der feinen Haare und der Talgdrüsen an ihrem Endstück zur vermehrten Verhornung. Horn und Talg zusammen bilden einen Propf, den Mitesser (Komedo). Sind diese Mitesser schwarz gefärbt, so kommt das vom eingelagerten Pigment der Melanozyten. Im gestauten Talg können bestimmte Hautkeime sich vermehren, aus deren Stoffwechsel Fettsäuren freigesetzt werden. Diese Fettsäuren reizen das umliegende Gewebe der Lederhaut zur Entzündung: Zunächst entsteht ein rotes Knötchen («Pikkel»), dann die Pustel mit ihrem gelben Kopf («Eiterpickel»).

Behandlung von außen

Bei sehr fettiger Haut und «saftigen» Pusteln beruhigt ein «Anstrich» über Nacht mit *Weleda Calendula-Essenz,* 20-prozentig in Zinkschüttelmixtur (S). Die Ringelblume (Calendula officinalis) ist die richtige Heilpflanze für alle eitrigen Prozesse der Haut. Pickel sollten nur dann vorsichtig mit sauberen Fingern ausgedrückt werden, wenn sie einen gelben Kopf haben, wenn sie also «reif» sind. Für die Hautpflege bei Akne sind die *Weleda Iris-Reinigungsmilch* (morgens und abends zur Reinigung, auf Wattebausch) und das *Iris-Gesichtswasser* von Weleda (zwischendurch auf die Pickel aufzutupfen) geeignet (S). Ein Dampfbad des Gesichtes mit Kamillentee ein- bis zweimal pro Woche erweicht die Mitesser und lindert die Entzündungen der Knötchen und Pusteln (S). In derselben Richtung wirken die anschließende *Weleda Gesichtsmaske mit Mandelöl* oder die *Weleda Mandel-Gesichtspackung* (S). Bei starker Entzündlichkeit und fetterer Haut empfiehlt sich nach dem Dampfbad eine Packung mit *Luvos Heilerde 1 oder 2.* Dazu rührt man mit Heilerde und Wasser einen Brei an und gibt diesen auf die gesamte Gesichtshaut, um ihn bis zu einer halben Stunde einwirken zu lassen (S).

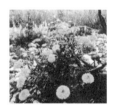

Abb. 35: Ringelblume

118 *Die kranke Haut*

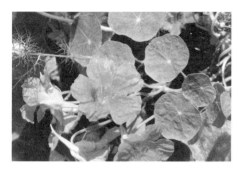

*Abb. 36:
Kapuzinerkresse*

Die Firma Wala bietet eine Akneserie an mit einem Gesichtswasser, einem Dampfbad und einer Gesichtsmaske (S). Ein charakteristischer Wirkstoff dieser Serie ist die Kapuzinerkresse (Tropaeolum majus), die mit ihrem schwefeligen Charakter den Stoffwechsel der Haut zu beleben vermag. Jeweils vor der Anwendung des Gesichtswassers am Morgen und am Abend sollte das Gesicht mit der *Dr. Hauschka Gesichtswaschcreme* gereinigt werden. Neigt die Gesichtshaut zur Trockenheit, kann durchaus tagsüber ein Gesichtsöl angewandt werden. Dadurch werden die überaktiven Talgdrüsen besänftigt, man «gießt» sozusagen «Öl auf die Wogen».

Aus hautärztlicher Sicht ist die Mitbehandlung durch eine Kosmetikerin durchaus zu empfehlen. Der Aknepatient kann von ihr einzelne Handgriffe lernen und mit ihr praktische Fragen besprechen. Auch richtet sich das Selbstbewußtsein, das oft durch die ausgedehnten Entzündungen im Gesicht gelitten hat, unter der liebevollen Behandlung wieder auf. Allerdings sollte die Kosmetikerin wirklich mit Liebe und zarter Hand zu Werke gehen und nicht nur gründlich und lückenlos und mit großem Druck jedes picklige Fleckchen Haut entleeren wollen.

Behandlung von innen Die Behandlung der Akne von innen mit den Mitteln der anthroposophischen Medizin hat zum Ziel, den Stoffwechsel zu harmonisieren und an den Stellen zu aktivieren, an denen sich Trägheiten eingestellt haben. Schwefel und Phosphor, in homöopathischer Zubereitung innerlich angewandt, sind hilfreiche Mittel bei der Akne für eine Impulsierung und Straffung des Stoffwechselge-schehens (A). Quarz in homöopathischer Zubereitung sorgt für das Gleichgewicht zwischen Stoffwechsel und Haut; Quarz beruhigt die Entzündung, so wie Sand das Feuer löscht (A). Eisen in homöopathischer Zubereitung fördert die Ausreifung des Stoffwechsels und das Heranwachsen ganz allgemein; durch dieses Metall wird der Mensch «erdenreif» (A).

Eine Akne bei einem Menschen mit einer Leberschwäche bessert sich oft unter einer heilpflanzlichen Behandlung der Leber (A).

Aber auch andere Organbereiche müssen berücksichtigt werden: Eine Verstopfungsneigung muß reguliert werden, so daß tägliche Stuhlentleerungen möglich sind (S). Eine Neigung zu kalten Füßen weist auf eine mangelnde Durchwärmung des gesamten Stoffwechsels hin. Hier wirkt die abendliche Anwendung einer Kupfersalbe (*Cuprum metallicum praeparatum 0,4 %* Salbe von Weleda), dünn auf Füße und untere Unterschenkel, günstig (S).

Zyklusunregelmäßigkeiten und Schmerzen bei der Regelblutung bedürfen ebenfalls der Mitbehandlung (A). Vereinfachend kann man sagen, daß bei einem voll etablierten Zyklus die gesunde Menstruation ohne krampfhafte Schmerzen einen Ausscheidungsprozeß im Unterleib darstellt, der die Ausscheidung durch die Aknepustel am anderen Pol des Organismus, im Gesicht, entlastet.

Die Pubertätsakne der jungen Frau wird oft mit einer Antibabypille behandelt, die viel Östrogen enthält. Dadurch wird das Gleichgewicht zwischen weiblichen und männlichen Geschlechtshormonen zugunsten der ersteren verschoben. Die männlichen Hormone, unter deren Wirkung sich die Akne verstärkt, treten in den Hintergrund. Auf diese Weise ist die «Pille» oft gut gegen Akne wirksam. Jedoch hat diese Behandlung auch Nachteile: Wird die «Pille» Ende 20, zum Beispiel wegen einer Partnerschaft mit Kinderwunsch, abgesetzt, so kann es sein, daß die Akne wieder auflebt. Durch den früh von außen aufgezwungenen Hormonrhythmus wurde die Ausprägung eigener Funktionen in diesem Bereich des weiblichen Organismus verhindert und muß nun nachgeholt werden. Ein Stückchen Pubertät erhält sich auf organischer Ebene bis ins Erwachsenenalter. Andererseits kann die jahrelange, manchmal jahrzehntelange Einnahme von synthetischen Hormonen zu einer Leberbelastung führen. Die Leber muß diese Stoffe abbauen und kann dabei auf Dauer eine Dämpfung ihrer Stoffwechselkraft erfahren. Dies führt wiederum zu einer Verschlechterung der Akne; aus einer Pubertätsakne entsteht Jahre später eine Akne des Erwachsenen.

Hormonpräparate und ihre Folgen

120 *Die kranke Haut*

Ernährungs-
probleme und
-ratschläge

Bei einem Teil der Patienten können bestimmte Nahrungsmittel die Akne verschlechtern; bei einem anderen Teil besteht kein Zusammenhang zwischen der Akne und der Ernährung. Man sollte als Betroffene(r) selber prüfen, inwieweit die Pickel mehr werden, nachdem man bestimmte Speisen gegessen hat. Folgende Nahrungsmittel kommen in Betracht: Schokolade, Süßigkeiten, raffinierter Zucker, Weißmehl, Schweinefleisch, Kartoffelchips, fette Speisen (z. B. Mayonnaise), hochprozentig Fett enthaltender Hartkäse, Nüsse, Zitrusfrüchte. Je nachdem der Mensch mit Akne eine Trägheit der Leberfunktion, oft in Verbindung mit einer Verdauungsschwäche, aufweist oder nicht, wirkt sich die Ernährung auf den Hautzustand aus.

Kupferfinne (Rosazea)

Erscheinungsbild

Akne und Kupferfinne haben einige Gemeinsamkeiten: Sie finden sich eher auf der zur Seborrhoe neigenden Haut, treten beide hauptsächlich im Gesicht auf und weisen Papeln und Pusteln auf. Allerdings ist die Kupferfinne eine Erkrankung des Erwachsenen, die am häufigsten zwischen dem 40. und 50. Lebensjahr auftritt. Sie beginnt mit einer Rötung der zentralen Gesichtsareale: Nase, mittlere Stirn, Wangenregion neben der Nase. Diese Rötung flammt besonders dann auf, wenn ein Temperaturwechsel zum Warmen hin durchgemacht wird: beim Wechsel von einem kalten in einen warmen Raum, beim Trinken heißer Getränke, bei Sonnenbestrahlung und bei Alkoholgenuß (Erweiterung und bessere Durchblutung der Hautgefäße). In diesen geröteten Hautzonen treten kleine Äderchen hinzu und später Knötchen und Pusteln. Die eitrigen Pusteln enthalten typischerweise keine Bakterien. Wie bei der Akne gehen sie von den Talgdrüsen aus; jedoch sind bei der Kupferfinne die Mitesser nicht vermehrt. Dieses Entzündungsgeschehen kann über Jahrzehnte bestehen und nach und nach zur Vergrößerung der Nase («Knollennase», «Pfundsnase» = Rhinophym) führen.

Ursachen

Die konstitutionelle Neigung zum vermehrten Talgfluß und die verstärkte Präsenz des Blutes in der Haut bis hin zur Entzündung der Talgdrüsen in der unteren Lederhaut weisen auf ein zu starkes Stoffwechselgeschehen hin. Die Kraft des Stoffwechsels schießt über das gesunde Maß hinaus. Der Stoffwechsel hat sein Zentrum unterhalb des Zwerchfells. Wenn sich nun Stoffwechseltätigkeit übermäßig stark im Bereich der Gesichtshaut findet, dann liegt es nahe, daß eine Verschiebung über die Zwerchfellgrenze nach oben stattgefunden hat und daß nun Stoffwechselorgane des Bauchraumes verlangsamt tätig sind. Man findet dann auch nicht selten bei Menschen mit einer Kupferfinne Störungen im Bereich von Leber und Galle, Magen und Darm. Alkohol mit seiner belastenden Wirkung auf die Leber kann eine Rolle spielen, muß es aber nicht.

Behandlung

Die Behandlung der Kupferfinne muß diesen Gegebenheiten Rechnung tragen: Bei Hinweisen auf Störungen der Oberbauchorgane bedarf es einer heilpflanzlichen Therapie von innen zu deren Aktivierung (A). Das im mittleren Gesichtsbereich zu stark in die Haut drängende Blut muß durch homöopathisch zubereitete Mittel gezügelt werden; zum Beispiel im Antimon sind die dafür nötigen Kräfte wirksam (A). Äußerlich wird mit austrocknenden Schüttelmixturen, die Schwefel enthalten, behandelt (A).

Periorale Dermatitis (Hautentzündungen am Mund)

Erscheinungsbild und Ursachen

Als periorale Dermatitis (wörtlich übersetzt: «Hautentzündung um den Mund herum») bezeichnet man ein Krankheitsbild, das hauptsächlich bei jungen Frauen zwischen dem 20. und 30. Lebensjahr auftritt. Es hat in den letzten Jahrzehnten epidemieartig zugenommen. Auf geröteter, schuppender Haut treten kleinste Knötchen auf, bevorzugt um den Mund herum, neben den Nasenflügeln und in der Nasenlippenfalte. Aber auch am Unterlid können die kleinen, roten Knötchen zu finden sein. Eine häufige Ursache für dieses oft kosmetisch stark beeinträchtigende Hautproblem sind Feuchtigkeitscremes. Zwar wurden sie bei täglicher Anwendung

122   Die kranke Haut

über viele Jahre vertragen; jedoch ist die Haut nun dieser «guten» Behandlung offensichtlich überdrüssig und verträgt die gewohnte Pflege nicht mehr. Auch die unsachgemäße Anwendung von Kortisoncremes kann die periorale Dermatitis verursachen. Seltener gibt es Hinweise auf eine Verdauungsschwäche als Ursache für diese Hautstörung.

Behandlung   Da die Ursache für dieses Hautproblem im Äußeren liegt, muß auch im Äußeren angegriffen werden: Die Feuchtigkeitscreme sollte man weglassen und stattdessen über Nacht eine zinkoxidhaltige Schüttelmixtur oder Salbe verwenden (S). Braucht die Haut tagsüber eine fettende Pflege, wird die *Weleda Mandel-Gesichtscreme* meist gut vertragen (S). In hartnäckigen Fällen fördert eine antibiotikahaltige Salbe die Abheilung (A).

Nesselsucht (Urticaria)

Erscheinungsbild   Die Nesselsucht hat ihren Namen von den dabei auftretenden Quaddeln, die aussehen, als sei man mit einer Brennessel (Urtica) in Berührung gekommen. Diese Quaddeln sind meistens pfennig- bis handtellergroß, gerötet und als flache Erhebungen tastbar; sie jukken oft entsetzlich. Sie können als Ausschlag über den ganzen Körper verteilt sein. Die Quaddeln entstehen durch eine Erweiterung der feinen Blutgefäße in der oberen Lederhaut; dadurch sind sie gerötet. Gleichzeitig tritt Blutserum aus den Gefäßen aus und schwemmt die obere Lederhaut auf. Dies bewirkt die für die Quaddel typische Erhebung. Der Flüssigkeitsaustritt aus den Gefäßen kann so weit gehen, daß der steigende Gewebedruck das Blut aus den Gefäßen drückt; dann wird die Quaddel porzellanartig blaß. Der Ort der Gefäßerweiterung und des Flüssigkeitsaustritts kann aber auch in den tiefen Schichten der Haut liegen. Dadurch füllt sich das Unterhautfettgewebe, was zum Beispiel einen ganzen Oberarm einseitig teigig anschwellen lassen kann. Solch eine tiefe Schwellung im Bereich der Lippen, der Mund- und Rachenschleimhaut einschließlich der Zunge nennt man Quincke-Ödem; es kann durch Verschluß der oberen Atemwege lebensgefährlich werden.

Allergie vom Soforttyp

Ein akuter Schub einer Nesselsucht kann gemeinsam mit Atemnot und Kreislaufproblemen auftreten. Die Atemnot entsteht durch einen Krampf der Bronchialmuskulatur mit Bildung eines zähen Schleims wie beim Bronchialasthma. Der Kreislauf wird durch Blutdruckabfall mit Rückzug des Blutes aus der Haut und dem Kopf (Ohnmacht) in Mitleidenschaft gezogen (= Schock). In einem solchen Fall liegt meistens ein allergisches Geschehen zugrunde.

Gegenüber den Vorgängen beim allergischen Kontaktekzem (Allergie vom Spättyp), bei dem sensibilisierte Abwehrzellen die Entzündung der Haut hervorrufen, spielen hier bestimmte Abwehreiweiße, die Immunglobuline E, eine Rolle. Ein bestimmter Stoff, zum Beispiel ein Medikament, etwa ein Schmerzmittel, wird über den Darm in das Blut aufgenommen und regt die Bildung eines auf die Abwehr dieses Stoffes spezialisierten Immunglobulins an. Meistens ist es so, daß das Medikament jahrelang verträglich war, wann immer es genommen wurde. Plötzlich kommt es jedoch zur Sensibilisierung, das Medikament wird zum Allergen, der Organismus reagiert in der allergischen Reaktion mit spezifischen Antikörpern auf das Allergen.

Nicht selten ist die Sensibilisierung mitbedingt durch einen geschwächten Organismus, etwa durch einen Infekt oder durch Streß. Ist die Sensibilisierung einmal erfolgt und liegen die spezifischen Antikörper bereit, dann läuft die allergische Reaktion in Minuten ab; deswegen spricht man von der Allergie vom Soforttyp. Diese Art der allergischen Reaktion liegt der allergischen Nesselsucht, dem allergischen Bronchialasthma, dem Heuschnupfen mit der allergischen Bindehautentzündung der Augen und dem allergischen Schock zugrunde.

Prick-Test

Will man bei einem Menschen prüfen, ob gegenüber einem bestimmten Stoff eine Allergie besteht, so hat man zwei Möglichkeiten: Durch eine Laboruntersuchung kann man die spezifischen

Antikörper im Blut bestimmen. Aussagekräftiger ist ein Allergietest auf der Haut. Man bringt einen Tropfen von einer Lösung des fraglichen Allergens in bestimmter Konzentration auf die Haut und macht mit einer speziellen Nadel einen feinen Stich (englisch «Prick») durch den Tropfen in die Haut. Kurz danach reagiert die Haut, falls eine Allergie gegen den getesteten Stoff vorliegt, mit einer Quaddel. Nach 20 Minuten kann man den Test «ablesen».

Ursachen Die Ursachen einer Nesselsucht sind sehr unterschiedlich. Es kann, wie oben beschrieben, eine Allergie zugrunde liegen, oder das Immunsystem spielt gar keine Rolle; in diesem Fall spricht man von einer Pseudoallergie. Eine Allergie und eine Pseudoallergie sind äußerlich an der Art der Nesselsucht nicht zu erkennen. Eine Nesselsucht kann ausgelöst werden durch:

- Nahrungsmittel: Fisch, Meeresfrüchte, bestimmte Schimmelkäse, Erdbeeren, Stachelbeeren, Walnüsse, Zitrusfrüchte, Hülsenfrüchte, Tomaten, Sellerie
- Gewürze (z. B. Dill)
- Genußmittel: Kakao, chininhaltige Getränke, bestimmte Weine
- Wurmbefall, Hefebesiedelung des Darmes
- Virusinfekte
- Bienengift, Wespengift
- Medikamente: am häufigsten Schmerzmittel
- Impfstoffe.

Es ist wichtig, daß der Mensch, der eine Nesselsucht hat, diese Auslöser kennt, denn der Arzt kann nur zusammen mit den Beobachtungen des Patienten auf die Ursachen kommen. Oft ist es hilfreich, ein Tagebuch zu führen, wenn man einen Zusammenhang zwischen Nesselsucht und Nahrungsmitteln, Gewürzen, Genußmitteln oder Medikamenten finden will.

Weitere Auslöser der Nesselsucht können Hitze, Kälte und Druck von außen sein. Auch gibt es eine Form, die durch körperliche Anstrengung auftritt. Zudem kann die Nesselsucht innere Erkrankungen begleiten, zum Beispiel ein Rheuma. Besonders unangenehm sind Quaddeln, die unter jedem enger sitzenden Kleidungsstück und nach jedem Kratzen der Haut entstehen. Bei diesen Menschen kann man etwas mit dem stumpfen Fingernagel auf die Haut schreiben, was sich nach wenigen Minuten in eine Quaddel verwandelt. Diese Form der Nesselsucht weist auf eine vegetative Labilität hin, die sich dem Arzt bei näherem Hinsehen oft bestätigt.

Seelische Einflüsse

Bei einem großen Teil der Menschen mit einer Nesselsucht findet sich keiner der genannten Auslöser. Es ließ sich jedoch durch umfangreiche statistische Untersuchungen sichern, daß bei den meisten Menschen mit Nesselsucht eine erhöhte Erregbarkeit des vegetativen Nervensystems mit einer Neigung zu Nervosität, Ängstlichkeit und Stimmungsschwankungen findet. Bei diesen Menschen kann Streß ein Auslöser für die Nesselsucht sein, der oft aus dem sozialen Umfeld stammt. Es handelt sich dann um seelische Probleme, die dem Betreffenden leicht bewußt zu machen sind und bei denen starke Affekte und Emotionen auftreten. Diese sozialen Konflikte bringen bei diesen Menschen leicht Wut, Angst, Gefühle der Machtlosigkeit und Hoffnungslosigkeit mit sich. Aber auch stark empfundene Freude kann einen Quaddelschub auslösen. Als Außenstehender bekommt man den Eindruck, daß das Gefühlsleben der betreffenden Menschen von einem Extrem ins andere geworfen wird wie ein steuerloses Schifflein auf den hohen Wogen des offenen Meeres.

Behandlung bei seelischen Auslösern

Die Behandlung wird hier darin bestehen, daß der Arzt dem Patienten mit Nesselsucht zu einem Wissen über die Situationen verhilft, in denen sich aus dem Seelenleben heraus ein Auslöser für einen Quaddelschub ergibt. Selbsterkenntnis verschafft dem Betreffenden die Möglichkeit, das Steuer des Schiffleins wieder zu ergreifen, um es sicher in ruhigere Gewässer zu fahren. Eine Beruhigung des Seelenlebens wird sich nach und nach als Frucht der Selbsterkenntnis einstellen. Einer Übererregbarkeit des vegetativen Nervensystems läßt sich entgegenwirken durch wechselwarme Bäder, Kneipp'sche Güsse und körperliche Bewegung.

126 *Die kranke Haut*

Behandlung bei Ursachen in Ernährung und Verdauung

Finden sich Auslöser unter den Nahrungsmitteln (z. B. Fisch), bestehen Magen-Darmstörungen (z. B. eine Hefebesiedelung des Darmes), so bedarf es einer Stärkung der Verdauungskräfte durch heilpflanzliche und homöopathisch zubereitete Mittel (A). In schweren Fällen kommt man nur weiter, indem man über ein bis drei Wochen eine milde Ableitungsdiät nach F. X. Mayr vorausgehen läßt (A). Dazu gehören Abführmaßnahmen mit Bittersalz und Brennesseltee sowie Tee vom Ackerschachtelhalm (A).

Zudem stehen für die innere Behandlung der Nesselsucht eine ganze Reihe mineralischer und pflanzlicher Heilmittel zur Verfügung, zum Beispiel Kalzium, Eichenrinde, Zinn und die kleine Brennessel (Urtica urens) (A). Für die Behandlung der Nesselsucht, verursacht speziell durch Kälte, ist *Weleda Dermatodoron* als Lösung geeignet (A).

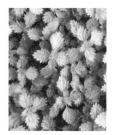

Abb. 37: Kleine Brennessel

Linderung von außen

Bei einem Quaddelschub werden Juckreiz, Brennen und Hitzegefühl meistens sofort gelindert durch die großflächige Anwendung von *Weleda Combudoron Gelee* oder *Wala Wund- und Brandgel*, mehrmals täglich dünn aufgetragen (S).

Sonnenallergie (polymorphe Lichtdermatose)

Erscheinungsbild

Nach den ersten intensiveren Sonnenstrahlen im Frühjahr oder während eines Urlaubs im sonnenreichen Süden zur Winterzeit tritt häufig bei jungen Frauen ein Ausschlag auf, der durch den UV-Anteil des Sonnenlichtes bedingt ist. Dieser Ausschlag kann von Mensch zu Mensch recht vielgestaltig sein: Rote Flecken, Quaddeln, Knötchen können auftreten, meistens alle stark juckend. Deswegen spricht man von der «polymorphen (= vielgestaltigen) Lichtdermatose». Bei ein und demselben Menschen ist das Erscheinungsbild jedoch von Jahr zu Jahr dasselbe. Der Ausschlag tritt überall dort auf, wo die Sonne an die Haut gelangt: im Gesicht, an den Armen, auf dem Handrücken, im Dekolleté. Er klingt sofort ab, wenn die Sonne gemieden wird. Im Laufe des Sommers gewöhnt der Organismus sich an die

Sonne, so daß die Sonnenallergie bei uns nur in den Monaten März bis Juni vorkommt.

Man vermutet, daß bestimmte Eiweiße im Blut vorhanden sind, *Ursachen* die sich unter Sonneneinstrahlung in der Haut verändern und dadurch den Ausschlag auslösen. Damit ist ein Hinweis gegeben auf Stoffwechselbesonderheiten bei den betreffenden Menschen. Auch phototoxische oder photoallergische Ekzeme können sich hinter einer Sonnenallergie verbergen.

Eine äußere Ursache ist in der stark zunehmenden Reiselust der Mitteleuropäer zu sehen, die in den letzten Jahrzehnten immer öfter auch im Winterhalbjahr in den sonnenreichen Süden reisen. Zudem hat sich in unseren Breiten die Qualität des Sonnenlichts verändert. Man weiß heute, daß die Ozonschicht nicht nur über dem Südpol sondern auch über der nördlichen Halbkugel der Erde dünner geworden ist. Das bedeutet, daß mit dem Sonnenlicht mehr UV-Licht auf die Erdoberfläche gelangt. Besonders ältere Menschen, die ihr Leben lang zum Beispiel in der Landwirtschaft tätig waren, wissen zu berichten, daß die Sonnenstrahlen heute aggressiver sind als in früheren Zeiten.

Äußerlich sind Lichtschutz mit den Sonnenschutzpräparaten zum *Behandlung* Beispiel der Weleda und der Wala, bedeckende Kleidung und Sonnenhut sowie langsame Gewöhnung an die im Frühjahr schnell zunehmende Intensität der Sonne hilfreich. Täglicher Genuß von Möhren oder Möhrensaft, zusammen mit etwas Sahne (Karotin ist fettlöslich und kann ohne Fett vom Organismus nicht aufgenommen werden), gibt der Haut eine leicht gelb-braune Färbung und macht sie widerstandsfähiger gegen Sonne (S). Vorbeugend sehr gut wirksam ist Johanniskraut, in Tropfenform eingenommen als homöopathisch zubereitetes Medikament in einer höheren Verdünnungsstufe (A). Ist es zum Ausschlag gekommen, so lindern *Combudoron-Gelee* von Weleda oder eine Zinkschüttelmixtur (S).

128 *Die kranke Haut*

Haarausfall

Ursachen Die Übergänge zwischen einem Haarausfall als Schwankung im Rahmen des Gesunden und als krankhafter Störung sind durchaus fließend. Als grobe Orientierung kann die Angabe dienen, daß der Ausfall von bis zu 100 Haaren am Tag normal ist. Allerdings kommt es auch auf das Nachwachsen neuer Haare an. Es gibt die verschiedensten Ursachen für leichte oder starke und krankhafte Steigerung des Haarausfalls; sie sollen kurz aufgezählt werden:

- Störungen des Verdauungstrakts mit dadurch bedingten Störungen der Ernährung des Haares
- Funktionsstörungen der Leber
- Blutarmut und Eisenmangel
- Medikamente, z. B. Heparin zur Vorbeugung gegen Thrombosen
- hormonelle Schwankungen, z. B. durch eine Schwangerschaft oder die Antibabypille
- durchgemachte Infektionskrankheiten, z. B. Leberentzündung
- Entzündungen der Kopfhaut, z. B. seborrhoisches Ekzem, Schuppenflechte
- Haarausfall vom männlichen Typ
- jahreszeitliche, z. B. klimatische, Veränderungen im Frühling und Herbst.

Vorbeugung Im ersten Kapitel (S. 19) wurde kurz erwähnt, daß sich in den Lebensvorgängen der Oberhaut der 28-Tage-Rhythmus des Mondes wiederfindet. Das Haar wurzelt zwar in der unteren Lederhaut; die Haarzwiebel ist jedoch ein Anhangsgebilde der sich in die Tiefe der Lederhaut einsenkenden Oberhaut. Auch die Wachstumsvorgänge des Haares werden vom Mond beeinflußt. So wird das Haarwachstum angeregt, wenn der Haarschnitt kurz vor Vollmond erfolgt, wenn möglich, wenn der Mond vor dem Sternbild Löwe steht. (Einen exakten Mondkalender findet man bei Maria Thun, siehe Literaturhinweise). Dafür reicht das Abschneiden nur weniger Millimeter. In früheren Zeiten war jeder Gang zum Friseur zeitlich abgestimmt: Der vor dem Laden hängende Silberteller zeigte die Tage an, an denen der rechte Mondstand zu einer Anregung des Haarwachstums durch den Haarschnitt verhilft.

Zudem empfiehlt sich das tägliche Einmassieren von *Weleda Rosmarin-Haarwasser* oder *Neem-Haartonikum* von Wala in den Haarboden (S). Einmal pro Woche sollten die Haare zur «Ernährung» gewaschen werden mit einer Mischung aus 1 Teelöffel Rhizinus-Öl und 1 Eigelb (S). Man feuchtet die Haare vorher gut an und massiert die Mischung dann ein. Nach 20 Minuten Einwirkungszeit spült man mehrfach mit lauwarmem Kamillentee aus. Auch Brennesseltee regt das Haarwachstum an: 2 Eßlöffel trockene Blätter (im Frühjahr kleingeschnittene, frische Blätter) mit 1 Liter kochendem Wasser übergießen, 3 Minuten (die frischen Blätter nur 1/2 Minute) ziehen lassen, dann durchs Sieb abgießen. Man trinkt die erste Tasse morgens nüchtern, den Rest über den Tag verteilt. Die Teekur dauert 6 bis 8 Wochen. Gerste und Hirse geben dem Organismus Kiesel für das Haarwachstum; empfehlenswert ist ihr Verzehr mindestens je einmal pro Woche, zum Beispiel statt der mittäglichen Kartoffelportion. Ganz allgemein gibt eine ausgewogene Vollwertkost eine gute Grundlage für ein gesundes Haarwachstum. Damit sind allgemeine Maßnahmen beschrieben, die ein gesundes Haarwachstum fördern.

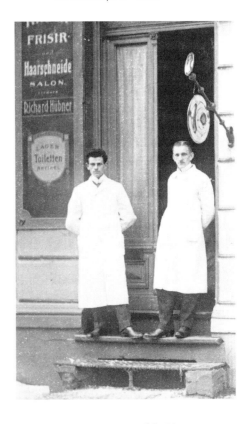

Abb. 38: Historisches Foto: Silberteller vor einem Friseurladen

Die aufgezählten Ursachen in verschiedenen Organbereichen bedürfen selbstverständlich der speziellen Therapie. So muß eine Verdauungsstörung mit Mitteln der anthroposophischen Medizin

Behandlung

130 *Die kranke Haut*

behandelt werden, da der aufbauende Stoffstrom des Blutes mit einem gründlichen Abbau der Nahrung im Verdauungstrakt beginnt und bis zur Ernährung der lebendigen Haarwurzel reicht (A). Besteht eine träge Leberfunktion, so macht sich eine Behandlung, die zur Belebung der Leber führt, bis in das Leben der Haarzwiebeln hinein bemerkbar (A). Das Eisen dient im Organismus der Impulsierung und Formung des aufbauenden Stoffwechsels. Ist die Fähigkeit des Organismus erschlafft, das in der Nahrung enthaltene Eisen zu ergreifen und in seinen Stoffwechsel aufzunehmen, so verhilft zum Beispiel die Brennessel zu einer Anregung dieser Fähigkeit (A).

Männlicher Typ des Harausfalls Zuletzt soll noch der männliche Typ des Haarausfalls erwähnt werden, gegen den beim Mann «kein Kräutlein gewachsen ist».

Er kommt auch bei der Frau vor und macht sich in einer schütterer werdenden Behaarung an den Schläfen und im mittleren Areal des Haupthaares bemerkbar. Man kann versuchen, die Funktion der Eierstöcke anzuregen, so daß sich das Verhältnis der Hormone zugunsten der weiblichen Geschlechtshormone verschiebt (A).

Kreisrunder Haarausfall

Erscheinungsbild und Ursachen Es gibt eine besondere Art des Haarausfalls, bei der sich das Abwehrsystem plötzlich gegen körpereigenes Gewebe, gegen die Haarzwiebeln, wendet. Dadurch entsteht eine kleine Entzündung in der unteren Lederhaut um die Haarzwiebel herum, und das Haar fällt aus. Da dieses meistens in münzgroßen, runden Herden geschieht, spricht man vom kreisrunden Haarausfall. Diese Herde können in großer Zahl auftreten und auch zusammenfließen; sie finden sich bei ausgedehntem Befall nicht nur am Haupthaar, sondern auch in den Augenbrauen und im Bartbereich. Schlimmstenfalls sind sämtliche Haare am gesamten Körper ausgefallen. Der kreisrunde Haarausfall findet sich häufiger bei Kindern, kann jedoch auch im Erwachsenenalter auftreten. Auslösend sind nicht selten schwere Sorgen oder biographische Krisen, wie sie zum Beispiel durch den Tod eines nahen Angehörigen ausgelöst werden. Dies wirft ein Licht auf die zugrunde liegenden Ursachen: Das Wechselspiel zwischen Aufbau und Abbau in der Haut, zwischen Leben und Tod verschiebt sich auf die Abbau- und Todesseite bis hin zum Absterben des Haares.

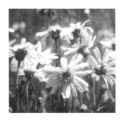

Abb. 39: Arnika

Damit ist auch der Therapie die Richtung gewiesen: Gegenüber den abbauenden Nervenprozessen und den gegen das eigene Haar gerichteten Abwehrvorgängen muß der aufbauende Blutstrom in die Haut gerufen werden. Man kann das durch eine Sonnenbestrahlung bis hin zur leichten Hautrötung tun oder auch mit Durchblutung und Durchwärmung fördernden Rheumasalben (z.B. *Finalgon* von Boehringer) (A). Der Hautarzt wendet in seiner Praxis die UV-Bestrahlung an, eventuell kombiniert mit lichtsensibilisierenden Substanzen. Auch kann man mit chemischen Stoffen, die bei jedem Menschen eine Allergie hervorrufen, ein leichtes Ekzem erzeugen und auf diese Weise den Entzündungsprozeß von der Haarzwiebel in der unteren Lederhaut in die obere Lederhaut und die Oberhaut ablenken. Diese Behandlung ist jedoch noch nicht ganz ausgearbeitet, so daß sie fast nur in Ambulanzen von Hautkliniken durchgeführt wird. Als sanftere Möglichkeit der Behandlung bietet sich die tägliche Anwendung eines Haarwassers mit ätherischem Rosmarinöl 10 % und *Weleda Arnika-Essenz 50 %* in Alkohol an (S). Auch gibt es eine ganze Reihe homöopathisch zubereiteter Heilmittel zur innerlichen Anwendung (A).

Behandlung

Weißfleckenkrankheit (Vitiligo)

Das Abwehrsystem kann sich, ganz ähnlich wie beim kreisrunden Haarausfall gegen die Haarzwiebeln, auch gegen die Farbstoffbildner in der Oberhaut richten und diese im Aufbau der Hautbräune stören oder sie zum Absterben bringen. Auslösend kann «physischer Streß» sein, wie er durch einen Sonnenbrand entsteht, oder seelischer Streß im beruflichen oder privaten Leben. Oft treten die ersten Herde im Gesicht, am Hals und an den Händen auf; sie werden langsam größer und können auch auf andere Areale übergreifen.

Erscheinungsbild und Ursachen

132 *Die kranke Haut*

Die Behandlung der Weißfleckenkrankheit ist nicht einfach. Bestehen die weißen Herde nicht länger als zwei Jahre, kann man guten Erfolg mit einer anthroposophisch-medizinischen Behandlung haben (A).

Braune Muttermale, Leberflecken (Pigmentnaevi)

Erscheinungsbild Braune Muttermale, auch Leberflecken genannt, in unterschiedlicher Zahl und Größe können sich an jedem Ort des Hautorgans gleich nach der Geburt bilden oder auch schon mit der Geburt vorhanden sein. Bis etwa zur Lebensmitte, dem 35. Lebensjahr, können neue Male hinzukommen; im höheren Alter bilden sie sich nicht selten zurück. Sie können punktförmig klein, fleckförmig, handtellergroß oder noch größer sein. Die kleineren Male sind flach oder warzig erhaben. Die sehr großen, oft sehr dunkel gefärbten Muttermale mit warziger Oberfläche und stärkerer Behaarung entarten häufiger als die kleinen Male und sollten daher einmal im Jahr vom Hautarzt inspiziert werden.

Feingeweblicher Aufbau Die den braunen Farbstoff in der Haut produzierenden Zellen sind normalerweise in einer gleichförmigen «Aussaat» in der unteren Schicht der Oberhaut verteilt. Beim braunen Muttermal lagern sich die Farbstoffbildner mehr oder weniger dicht aneinander und geben ihr Einzelgängertum auf; sie «verklumpen». Dabei können sie die Oberhaut auch verlassen und sich in der benachbarten oberen Lederhaut ansiedeln.

Ursachen der Vermehrung Ob ein Mensch auf seiner Haut viele Muttermale, nur wenige Male oder überhaupt keines hat, hängt in erster Linie von der Vererbung ab. Meistens findet sich das Hautorgan mit vielen Pigmentmalen in einer Familie gehäuft. Es kommt aber auch vor, daß die Veranlagung zu vielen Malen nicht von den Eltern ererbt ist und als individuelle «Mitgift» auftritt.

Interessant ist nun, daß die Zahl der Muttermale außerdem abhängig ist von der Zahl der Sonnenbrände, die ein Mensch in der Kindheit hatte. Man weiß heute, daß mit jedem Sonnenbrand vor dem 20. Lebensjahr mehr Muttermale entstehen; nach dem 20. Lebensjahr ist das nicht mehr so. Das sagt etwas über das Wesen der Pigmentmale aus, wenn sie bei einem Menschen zahlreich auftreten: Das Sonnenlicht als der Hauptrepräsentant der Sinnesreize vermag die gleichförmige Verteilung der Farbstoffbildner zu stören. Wenn seine Intensität bis zum Sonnenbrand führt, dann ist das für die menschliche Haut offenbar ein Streß, der den «Sonnenschirm» in der Oberhaut in Unruhe bringt. Es ergibt sich eine «Verklumpung» der Farbstoffbildner. Ein Bild dafür sind gleichförmig auf einem Tablett ausgestreute Kieselsteinchen, die durch einen Stoß gegen das Tablett aufeinandergeschoben werden. Damit ist eine Möglichkeit beschrieben, wie Muttermale entstehen können; es geht natürlich nicht jedes Muttermal auf einen Sonnenbrand zurück. Weitere Ursachen für die Bildung von Muttermalen sind jedoch wissenschaftlich nicht bekannt.

Nicht jeder Mensch hat auffällige Muttermale, und schon gar nicht hat jeder viele Male. Es gibt Menschen, die durchaus viel Sonne in ihrer Kindheit auf die Haut bekommen haben, bei denen das aber nicht zu einer großen Zahl von Muttermalen geführt hat. Wer bekommt nun viele braune Muttermale? Was haben diese Male auf der Haut für den ganzen Menschen zu bedeuten? Wenn man als Hautarzt die große Reihe der Menschen mit vielen Muttermalen auf sich wirken läßt, dann fällt auf, daß viele Menschen darunter sind, die ganz allgemein sensibler auf Reize aus der Umgebung reagieren. Die vielfältigen Eindrücke, die aus allen Richtungen auf den heutigen Menschen einstürmen, werden nicht wie selbstverständlich und in jeder beliebigen Menge verarbeitet, sondern es braucht dafür Kraft. Es ist für den Menschen mit vielen Muttermalen vielleicht wichtig, daß er weiß, daß er zu den sensibleren Menschen gehört und daß er seiner Veranlagung besser gerecht wird, wenn er berücksichtigt, was alles auf ihn einwirkt und was er tun muß, um diese Vielfältigkeit «verdauen» zu können.

Schutz gegenüber einem Zuviel an Sonnenstrahlen, das ist die *Empfehlung* Empfehlung, die der Hautarzt dem Menschen mit vielen Mutterma-

134 Die kranke Haut

len geben muß. (In dem Abschnitt über das Melanom, S. 139ff., wird näher beschrieben, welche Veränderungen das Sonnenlicht an den Muttermalen selbst bewirken kann, von einer Unruhe im Aufbau des Mals bis hin zu dessen krebsiger Entartung.) Aber man darf vielleicht die Schutzbedürftigkeit der Menschen mit vielen Muttermalen, wie oben beschrieben, auf alle Eindrücke ausweiten. Sie sollten sich beruflich wie privat nicht mit einem Zuviel an Arbeit und Aufgaben überfordern.

Feuermale und Blutschwämme

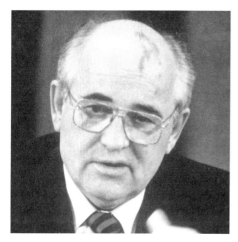

Abb. 40:
Mihail Gorbatschow mit einem Feuermal auf der Stirn

Blutschwämme

Feuermale nennt man die blauroten bis hellroten, flachen Muttermale, die meistens gleich bei der Geburt an den verschiedensten Hautstellen vorhanden sein können. Ein häufiger Ort, an dem beim Neugeborenen ein Feuermal zu finden ist, ist der Bereich des Haaransatzes im Nacken. Man nennt es dann «Storchenbiss», da, falls der Storch das Kind gebracht hat, er es bei seinem Flug auf die Erde mit Sicherheit hier zu fassen hatte. Durch seinen politischen Werdegang ist der ehemalige russische Präsident Gorbatschow sehr bekannt geworden und mit ihm das Feuermal auf seiner linken Stirn. Feuermale entstehen durch eine Erweiterung und gutartige Vermehrung von kleinen Blutgefäßen in der oberen Lederhaut. Will man sie aus kosmetischem Grund entfernen lassen, so ist das am besten mit einem hochmodernen Lasergerät möglich.

Führt die Vermehrung der Blutgefäße in der Haut zu blauroten Knoten, so spricht man von Blutschwämmen. Sie entstehen Wochen bis Monate nach der Geburt und finden sich vorwiegend am Kopf, können aber auch an jedem anderen Ort der Haut vorkommen. Blutschwämme sind immer gutartig und bilden sich meistens komplett oder bis auf geringe Reste wieder zurück. Obschon ein Kind durch einen Blutschwamm zum Beispiel neben der Nase sehr entstellt ist, sollten die Eltern Geduld aufbringen und auf die Rückbildung warten. Eventuelle Reste kann man später mit dem Lasergerät entfernen. Es kann versucht werden, diesen dynamischen Prozess der Entstehung und der Rückbildung durch Mittel der anthroposophischen Medizin zu beeinflussen (A).

Die Haut des älteren Menschen zeigt oft, mit den Jahren zunehmend, *Blutschwämmchen* reiskorngroße, leuchtend rote Blutschwämmchen, die völlig gutartig *der alternden* und lediglich ein Zeichen des Älterwerdens sind. Man kann sie aus *Haut* kosmetischem Grund mit elektrisch erzeugter Hitze verkochen (A).

Alterswarzen (seborrhoische Warzen)

Alterswarzen nennt man die nach der Lebensmitte zunehmend auf- *Erscheinungsbild* tretenden warzenartigen Verdickungen der Oberhaut. Sie sind mei- *und Ursachen* stens einen halben bis einen Zentimeter groß, braungrau, hell- bis dunkelbraun oder sogar schwarz und können beim alten Menschen in dichter Aussaat an der gesamten Haut auftreten. Meistens sind sie am Rumpf und im Gesicht zu finden, in Hautarealen mit vielen Talg- drüsen – daher die Bezeichnung seborrhoische Warzen. Sie entarten niemals; für den Laien ist die Unterscheidung der Alterswarzen von einer bösartigen Hautveränderung schwer. Deswegen sollte ein Haut- arzt von Zeit zu Zeit den «Bestand» an Alterswarzen inspizieren.

Möchte man sich aus kosmetischem Grund gern von einer Alters- *Entfernung* warze trennen, so ist das durch eine flache Abtragung mit einem Skalpell mit narbenloser Abheilung leicht möglich.

Altersflecken (Lentigines)

Altersflecken sind mehr oder weniger braune, flache Flecken, die *Erscheinungsbild* sich nach der Lebensmitte vornehmlich in den stark besonnten *und Ursachen* Hautarealen wie Gesicht, Streckseiten der Unterarme und Handrük- ken bilden können. Die lateinische Bezeichnung Lentigo haben die Altersflecken durch ihre Größe bekommen, die oft der einer Linse (lateinisch lens = Linse) gleicht. Ihr Entstehen wird durch die Son- ne angeregt. Bösartig entarten können Altersflecken niemals.

136   *Die kranke Haut*

Die Bleichung aus kosmetischem Grund ist zwar möglich, allerdings nicht von Dauer. Man kann Altersflecken auch flach abtragen oder mit dem Lasergerät entfernen.

Altershaut

Vorgänge bei der Hautalterung

Betrachtet man die Haut des alten Menschen unter dem Mikroskop, so fällt auf, daß die Oberhaut dünner, das Auf und Ab der Papillen der oberen Lederhaut flacher ist und die gesamte Lederhaut weniger Bindegewebsfasern enthält. Dadurch wird die Lederhaut dünner. Die Unterhaut enthält weniger Fett. Man kann also von einem Altersschwund der Haut sprechen, der alle Schichten ergreift. Die Durchblutung der Haut nimmt ab, und auch der Wassergehalt geht zurück; so verliert die Haut ihre elastische Spannung. Talg- und Schweißdrüsen bauen weniger Sekrete auf. Wie die Vitalität des Gesamtorganismus im Alter abnimmt, so ist auch die Tätigkeit des aufbauenden Stoffwechsels in der Haut reduziert. Die Blutgefäße werden brüchig, so daß sich schon bei leichten Stößen oberflächliche Blutergüsse bilden können.

Erscheinungsbild und Ursachen

Äußeres Ergebnis der beschriebenen Alterungsvorgänge ist eine etwas zu weite Haut, die dünn, schlaff, knitterbar und leicht verletzlich ist. Große Blutgefäße scheinen durch. Deutlichstes Zeichen der alternden Haut ist die zunehmende Faltenbildung. Hautalterung und Faltenbildung werden am stärksten durch das Sonnenlicht vorangetrieben: Je mehr Sonne im Laufe des Lebens an die Haut gelangt ist, desto dünner und faltenreicher ist sie im Alter. Das gilt besonders für die unbedeckten Körperstellen: Gesicht, Nacken, Handrücken und Unterarme. Bei blonden und hellhäutigen Menschen «schlägt» das hohe Quantum Sonnenlicht eines Lebens noch mehr «zu Buche» als beim Menschen mit dunklem Hauttyp. Hellhäutige Menschen bekommen im Süden also viel schneller Falten. Aber auch durch Mangelernährung der Haut, wie sie in Hungerzeiten oder durch innere Erkrankungen (zum Beispiel der Leber) auftritt, wird die Hautalterung beschleunigt.

Zeichen der abnehmenden Stoffwechselaktivität der Haut des alten Menschen ist auch deren Trockenheit. Schnell kann ein Austrocknungsekzem auftreten (siehe Abschnitt «Ekzem des alten Menschen», S. 112f.). Durch die im gesamten Organismus im Alter verstärkt anzutreffenden Verhärtungstendenzen bilden sich lichtbedingte Verhornungen (aktinische Keratosen), die meistens auf einem roten Fleck sitzen. Diese Verhornungen sind Vorstufen des von den Hornzellen ausgehenden Hautkrebses (siehe Abschnitt «Spinaliom», S. 150f.). Man sollte sie im Auge behalten und bei Blutung oder ausbleibender Abheilung nach einer nässenden Phase den Hautarzt aufsuchen.

Viele Umstände unserer gegenwärtigen westlichen Zivilisation veranlassen uns dazu, der ersten Lebenshälfte mit dem Aufbau unseres physischen Leibes, unserer äußeren Existenz und unseres sozialen Lebens wesentlich mehr Bedeutung beizumessen als der zweiten Lebenshälfte mit ihren Abbauprozessen. Der vornehmlich auf das äußere materielle Leben gerichtete Blick verdrängt den körperlichen Verfall und erst recht den Tod des Menschen. Diese Haltung gegenüber dem Leben bedingt verständlicherweise, daß ein großer Teil der heutigen kosmetischen Bemühungen in einem Verdecken der Hautalterung besteht.

Physischer Abbau und Zunahme an Bewußtsein

Angesichts des physiologischen Gesetzes, nach dem Abbau mit einer Zunahme an Bewußtseinsprozessen einhergeht (und umgekehrt), müssen Hautalterung und Faltenbildung jedoch anders gewertet werden. Alterung auf organischer Ebene ist mit einer Erweiterung des Bewußtseinshorizontes, mit dem Ausbilden von Lebensweisheit verbunden. (Daß dies nicht automatisch bei jedem Menschen so ist, ist kein Gegenbeweis!) Warum üben wir uns nicht einmal darin, diese Sichtweise anzunehmen? Warum lernen wir nicht, die Falten des älter werdenden Menschen zu schätzen?

Das geformteste, individuellste und durch die differenzierte mimische Muskulatur bewegteste Hautareal ist das Gesicht. Durch die Kontraktion eines Gesichtsmuskels wird die Haut an dieser Stelle zusammengeschoben. So entstehen die Lachfalten, die Sorgenfalten und so weiter, die im rechten Winkel zur Muskulatur verlaufen. Auf diese Weise prägt sich die Individualität eines Menschen besonders im Gesicht aus, auch in der Faltenbildung. Freud und Leid eines Lebens bilden sich ab; die Ereignisse der Biographie zeichnen sich in die Gesichtshaut ein. Die Verbindung zwischen einer seelisch-geistigen Besonderheit und der äußeren Gestaltung des Physisch-Leiblichen kann man sehr gut beim nordamerikanischen Indianer studieren. Man muß allerdings alte Fotografien des 19. Jahrhunderts betrachten, um zu sehen, was hier gemeint ist: Äußere Knochigkeit, eine schlanke, eckige Gestalt, ein faltenreiches, ernstes Antlitz sind verbunden mit der Weisheit uralter indianischer Naturgeistigkeit. Bei heutigen Indianern ist das oft nicht mehr so zu erkennen, da die moderne amerikanische Lebensweise allzu oft mit Fettsucht verbunden ist.

Kosmetischen Bemühungen, die zum Ziel haben, die fortschreitende Hautalterung zu überdecken, kann man also kritisch gegenüberstehen. Aus diesem Grunde rate ich von der äußeren und inneren Anwendung von weiblichen Geschlechtshormonen ab. Daß Brustkrebs möglicherweise durch innere Östrogengaben nach den Wechseljahren gefördert wird, ist bis heute noch nicht widerlegt. Zudem wird der seelische Reifungsprozeß erschwert, wenn nicht verhindert. Dies drückt sich dann in einer nicht altersgemäßen Sympathie zu sportlicher Aktivität und einer Antipathie gegenüber Gedanken über die zeitliche Begrenztheit allen irdischen Lebens aus.

Pflege   Die Altershaut bedarf der regelmäßigen fettenden Pflege. Sie sollte möglichst wenig mit Seife gewaschen werden; geduscht oder gebadet werden sollte maximal einmal pro Woche. Empfehlenswert ist die permanente Anwendung einer Creme mit einem mäßig dosierten Lichtschutzfaktor in allen belichteten Hautarealen (z. B. Weleda Sonnenschutzcreme, Dr. Hauschka Sonnencreme). Eine altersentsprechende Ernährung hat Wirkungen bis in die Haut: Honig und Wasser speichernde Früchte wie die Melone sind besonders geeignet; Milch mit ihrer starken Aufbaukraft sollte in Maßen genossen werden.

Melanom (schwarzer Hautkrebs)

Entarten die Farbstoffbildner (Melanozyten) in der unteren Ober-haut krebsig, so entsteht das Melanom. Ein Teil der Melanome wächst zunächst als ein dunkler Fleck, der sich durch Vermehrung der Zellen in horizontaler Richtung bildet, ohne daß diese die Grenze zur Lederhaut überschreiten. In diesem Stadium können Jahre vergehen. Erst später kommt es zu einem Einwandern der Melanomzellen in die Lederhaut und damit möglicherweise auch in die Blut- und Lymphgefäße. Ein anderer, kleinerer Teil der Mela-nome wächst sofort senkrecht in die Tiefe. Die gesunden Farbstoff-bildner liegen einzeln in der Haut und sind mobil. Diese Beweg-lichkeit bleibt auch bei den Melanomzellen erhalten; dadurch ist die Bösartigkeit des schwarzen Hautkrebses bedingt. Denn bei noch recht kleiner Tumorgröße in der Haut kommt es nicht selten schon zu Tumorabsiedlungen (Metastasen) in die für das Hautare-al zuständigen Lymphknoten und / oder über das Blut in innere Organe. *Erscheinungsbild*

Das Melanom tritt bevorzugt bei Menschen in den mittleren Le-bensjahren auf. Frauen sind doppelt so häufig betroffen wie Män-ner. Bei Frauen ist das Melanom bevorzugt im Gesicht und an den Beinen zu finden, bei Männern eher am oberen Rumpf. Ein Teil der Melanome entsteht auf normaler Haut, ein anderer Teil auf brau-nen Muttermalen, die zuvor schon da waren. *Häufigkeit*

Wie erkennt der Hautarzt nun an der Haut eines Menschen, ob dieser eine Neigung zum Melanom hat oder nicht? Es gibt be-stimmte Risikozeichen, die nach der Wichtigkeit geordnet wie folgt aufzuzählen sind:

- die Zahl der braunen Muttermale
- die Zahl der braunen Male mit unregelmäßigem Aufbau
- die Zahl der sonnenbedingten Altersflecken
- blondes Haar und heller Hauttyp.

140 Die kranke Haut

Auf diese Risikozeichen soll weiter unten näher eingegangen werden. Bezüglich seiner Aggressivität in unterschiedlichen Lebensaltern verhält sich das Melanom genauso wie viele andere Krebse: Je älter der Patient, desto langsamer ist das Wachstum, desto gutartiger ist das Melanom also.

Ursachen Die Häufigkeit der Melanome nimmt weltweit zu; in Mitteleuropa war in letzter Zeit eine Verdoppelung der Zahl der neu aufgetretenen Melanome innerhalb von zehn Jahren zu beobachten. Was läßt diese Tumorart häufiger werden? Was hat das Melanom mit dem heutigen Menschen zu tun? Gemeinhin führt man die Zunahme des Melanoms auf die veränderten Freizeitgewohnheiten mit der dadurch zunehmenden Sonnenbestrahlung zurück. Das ist auch sicher eine Ursache für die Zunahme; jedoch trifft sie bei all den Melanompatienten nicht zu, die sich ihr Leben lang aufgrund ihrer Lichtempfindlichkeit vor der Sonne in acht genommen haben. Um einer Beantwortung der oben gestellten Fragen näher zu kommen, sollen zwei Menschengruppen näher charakterisiert werden: die Menschen mit vielen Muttermalen und die Menschen mit heller Haut.

Erkennungs- Weist ein Mensch an seiner Haut insgesamt etwa 50 Pigmentmale
merkmale oder mehr auf, so kann man von vielen Malen sprechen. Die Besonderheit, die für Menschen mit vielen Muttermalen körperlich wie seelisch oft anzutreffen ist, wird im Abschnitt «Braune Muttermale» (S. 132ff.) beschrieben. Sonnenbrände in der Kindheit (bis zum 20. Lebensjahr) erhöhen die Zahl der Muttermale und damit das Melanomrisiko. Interessant ist es nun, daß mit der Zahl der Sonnenbrände auch vermehrt braune Male mit einem unregelmäßigen Aufbau auftreten. Diese Unregelmäßigkeiten lassen sich mit dem bloßen Auge erkennen; einige Charakteristika seien aufgezählt:

- unregelmäßige Färbung, Scheckigkeit, hellbraune und schwarze Anteile
- keine Symmetrie, also nicht rund oder oval, sondern bizarr geformt

Melanom (schwarzer Hautkrebs)

- unregelmäßige Begrenzung, mal scharf und mal unscharf
- Durchmesser mehr als ein halber Zentimeter.

Diese Fehlformen der Architektur eines Muttermals lassen sich auch unter dem Mikroskop in der feingeweblichen Untersuchung wiederfinden. Der Hautarzt wird also die Haut des Menschen mit vielen Muttermalen näher betrachten und nach den untypisch geformten Malen suchen. Beides, die große Zahl an Malen und die untypischen Male, können Zeichen sein dafür, daß die Haut und damit die Körpergrenze und die seelische Grenze unter einer verstärkten Belastung stehen.

Helle und dunkle Hauttypen

Wenn blonde Menschen mit hellem Hauttyp eher zum Melanom neigen als Menschen mit schwarzem Haar und dunkler Haut, dann stellt sich die Frage: Wie unterscheiden sich Menschen mit dieser unterschiedlichen Pigmentierungsfähigkeit voneinander? Menschen mit einer starken «Stoßkraft» im ernährenden Blut treiben die Nahrungsstoffe bis in das Auge, bis in die Haare und in die Haut: Sie bekommen braune Augen, schwarze Haare und eine dunkle Haut. Die irdische Schwärze wird kraftvoll in die Peripherie des Organismus getrieben.

Der blauäugige, blonde Mensch mit hellem Hauttyp hat eine geringere Stoßkraft in seinem Blut: Die Farbstoffbildner sind wohl in derselben Dichte in der Haut wie beim Menschen mit dunklem Hauttyp; sie sind jedoch nicht so aufbaukräftig. Sie produzieren weniger Bräune. Der Mensch mit heller Haut ist also in dieser speziellen Beziehung körperlich schwächer, bedingt durch eine vererbte Veranlagung. Dafür hat er auf der seelischen Seite mehr Sensibilität, mehr Empfindsamkeit für Eindrücke aus seiner Umgebung, mehr Offenheit. Auch verfügt er nicht selten über die größere seelische Feinheit. Die sprichwörtliche «Blauäugigkeit» findet man bei einem Menschen, der unvorbereitet, ohne vorherige Überlegungen und Hintergedanken, ungeschützt in eine Situation gerät, in der sie ihm zum Nachteil wird.

Die kranke Haut

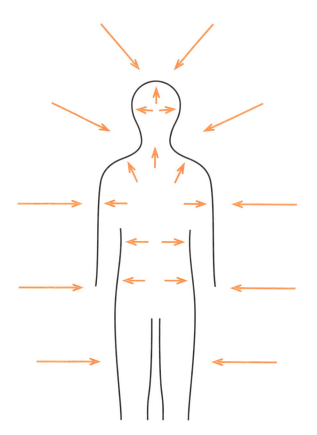

Abb. 41: Formkräfte von innen und Eindrücke von außen wirken auf die Haut.

Die Sensibilität und erhöhte Beeindruckbarkeit des hellhäutigen Menschen bedingt die Notwendigkeit des erhöhten seelischen Schutzes. Zunächst bedarf er des naheliegenden Schutzes gegenüber dem Sonnenlicht, dann aber auch des Schutzes gegenüber einem Zuviel an Eindrücken von außen ganz allgemein.

Damit ist etwas gefunden, was die Gruppe von Menschen mit vielen Muttermalen sowie untypischen Malen und die Gruppe von Menschen mit blonden Haaren und heller Haut gemeinsam haben: die Notwendigkeit, sich gegenüber der Sonne im besonderen und gegenüber einem Zuviel an Eindrücken im allgemeinen zu schützen. Geschieht dies nicht, so kann das Melanomrisiko steigen.

Wie aber ist der Zusammenhang zwischen Sonne und Melanom, zwischen Einflüssen aus der Umgebung des Menschen und dem Melanom nun genau zu verstehen?

Im gesunden Zustand herrscht an allen Körpergrenzen ein Gleichgewicht zwischen organismuseigenen Kräften aus dem Mikrokosmos des Inneren und zwischen fremden Kräften, die von außen, aus dem Makrokosmos, an den Menschen herankommen. In diesem Gleichgewicht bildet die Haut eine Grenze, die der menschlichen Gestalt eine bestimmte Form gibt. Auf seelischer Ebene erlebt

Melanom (schwarzer Hautkrebs) 143

der Mensch dieses Wechselspiel zwischen innen und außen bewußt mit. Er muß sich aktiv bemühen um ein Gleichgewicht zwischen Bei-sich-, In-sich-Sein, z. B. in der Erinnerung an Erlebtes, und dem Außer-sich-sein, z. B. im Zuhören und Aufnehmen von Musik. Ein Ungleichgewicht entsteht, wenn ein Mensch in einem Gespräch zum Beispiel nur das früher Gelernte gelten läßt, ohne auf das zu hören, was der Mitmensch ihm sagt. Andererseits befindet sich ein Men-sch auch nicht in Harmonie, wenn er nur offen ist und alles in übergroßer Sympathie in sich aufnimmt, was auf ihn eindringt.

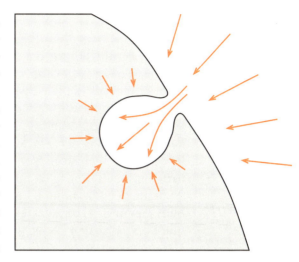

Abb. 42: Formkräfte von außen dringen in den Organismus ein

Diese Situation der Übermacht der Einflüsse von außen auf organischer Ebene liegt nun beim Melanom-Patienten oft vor: Die zentripetal auf den menschlichen Organismus zukommenden Kräfte werden zu stark und drücken die organismuseigenen Formkräfte zurück. Fremde Formkräfte brechen in den Organismus ein; das Sonnenlicht ist nur ein (mehr oder weniger großer) Teil des breiten Spektrums an Fremdkräften. Durch dieses Geschehen wird das feine Wechselspiel zwischen Stoff und Form, das im Hautorgan des Menschen lebt, gestört. Die krebsige Entartung als «Katastrophe der Form» entsteht. Der Stoffpol ist nicht mehr durch organismuseigene Formkräfte gebändigt; die Zellen vermehren sich selbständig, formlos, und es entsteht die Geschwulst.

Übermacht der Einflüsse von außen

Wenn der Hautarzt eine größere Zahl von Menschen mit einem Melanom kennengelernt hat, dann findet er häufig einen bestimmten Typ mit seelischen Besonderheiten.

Seelische Besonderheiten von Melanompatienten

Der Melanompatient ist feinsinnig, sensibel, eventuell dünnhäutig. Er hat nicht selten ein reiches Innenleben. Er ist niemand

144 Die kranke Haut

«für's Grobe», der sich ruppig in allen Lebenslagen behauptet. Offenheit für seine Mitmenschen findet man bei ihm häufig. Er hat ein Ohr für die Sorgen der Berufskollegen, ein Herz für die Nöte fremder Völker. Das kann zu einem verstärkten sozialen Engagement führen bis hin zur Überlastung mit Ehrenämtern.

Eine ererbte Konstitution der Haut (heller Hauttyp, viele braune Male) und eine bestimmte Persönlichkeit sind häufig die Bedingungen, unter denen ein Mensch zum Melanom neigt. (Es gibt jedoch auch Menschen mit einem Melanom, die alle beschriebenen Merkmale der Haut und des Seelischen nicht haben.) Oft kommen noch bestimmte Ereignisse im Leben dazu, die das Melanom manifest werden lassen: Seelische Belastung im beruflichen und / oder privaten Leben, Schicksalsschläge, Sorgen können dem Melanom vorangehen. Die plötzliche seelische Belastung führt zur Verschiebung von Kräfteverhältnissen im Hautorgan, und die physische Krankheit tritt auf. Charakteristisch ist das häufige Auftreten in den mittleren Lebensjahren: Der berufliche Werdegang hat seinen Höhepunkt erreicht, die Familie ist gegründet, ein Haus wird gebaut und so weiter. In dieser Phase des Lebens ist der Mensch am intensivsten von außen gefordert.

Biographie und Schicksal
Wie bei jeder länger andauernden und stärker beeinträchtigenden Hauterkrankung drängt sich auch beim Melanom für den davon betroffenen Menschen ganz besonders die Frage auf: Warum habe ich gerade diese Erkrankung? Was habe ich mit dieser Erkrankung zu tun? Zwar lassen sich einzelne Faktoren beschreiben, die zum Auftreten des Melanoms beitragen, wie das im Gang dieser Darstellung auch erfolgt ist; der Mensch ist ihnen jedoch meistens unausweichlich und ahnungslos ausgesetzt. Einer ererbten Neigung zu vielen Muttermalen und einem hellen Hauttyp kann man beispielsweise nicht ausweichen. Auch in der Biographie des Menschen mit Zeiten der Kulmination von Aufgaben und Anforderungen liegt eine Eigengesetzlichkeit, die dem betreffenden Menschen meist wenig bewußt ist. Dafür steht das Wort «Schicksal» oder «Geschick», was bedeutet, daß dem Men-

schen in seinem äußeren Lebensweg Ereignisse und auch Erkrankungen «geschickt» sind.

Versucht der Mensch die Vorgänge und Umstände in seinem Leben tief genug zu begreifen, so kann er ahnen, daß die Ursachen seines Schicksals nicht in seinem diesmaligen Erdenleben befriedigend zu finden sind. Die Biographie eines Lebens muß eine Vorgeschichte in einem Leben der Seele vor der Geburt haben; aus diesem vorigen Leben ergeben sich die Besonderheiten der Biographie des jetzigen Lebens. So wird auch die Entwicklung der seelisch-geistigen Existenz des Menschen mit dem Tode nicht ein Ende finden.

Existenz vor der Geburt und nach dem Tod

Für die gravierende Erkrankung am Melanom bedeutet das, daß deren tiefere Gründe immer auch außerhalb der jeweiligen Biographie in einem zeitlichen Davor gesucht werden müssen. Der Gedanke der nachtodlichen Existenz des Menschen legt nahe, daß der Mensch sich mit dem Durchleiden der Melanomerkrankung auf zukünftige Aufgaben vorbereitet. Der Schicksalsgedanke hat für den Menschen mit einer ernsten Erkrankung bei seiner Suche nach dem Sinn oft eine befreiende und mutgebende Wirkung: Der Blick wird geweitet und löst sich aus den engen Verhältnissen des Lebens, in dem man steht. Zwar müssen der erkrankte Mensch, seine Angehörigen und seine Therapeuten alles tun, was in ihren Möglichkeiten liegt, um die Erkrankung zu heilen und krankmachende Verhältnisse in der Umgebung zu ändern. Ist dieses getan, dürfen wir jedoch auch das Vertrauen in die Weisheit des Schicksalswaltens haben.

Die erste therapeutische Maßnahme beim Melanom ist die Operation. Der entartete Bezirk muß mit einem gewissen Sicherheitsabstand aus der Haut entfernt werden. Dieser Bereich ist den organismuseigenen Formkräften entfallen; nach seiner Entfernung können die Selbstheilungskräfte besser ansetzen. Läßt die geringe Größe des Tumors eine Operation in örtlicher Betäubung zu, so ist das sicher gegenüber der Betäubung durch eine Vollnarkose von Vorteil. Denn man weiß heute, daß eine Vollnarkose die Abwehrkräfte schwächt.

Behandlung: Operation

Misteltherapie

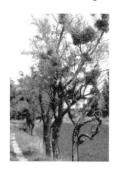

Abb. 43: Mistel

Das Immunsystem setzt sich intensiv mit dem Tumor auseinander. Eine Förderung der Abwehrkräfte ist durch die Misteltherapie möglich. Die Mistel ist eine Pflanze, deren Eigenart sie zum Träger von Kräften macht, mit denen sich eine Tumorneigung im menschlichen Organismus heilen läßt. Mistelpräparate gibt es von verschiedenen Herstellern (Abnobaviscum von Abnoba, Helixor Injektionslösung, *Iscador* von Weleda, *Iscucin* von Wala und *Isorel* von Novipharm); sie werden unter die Haut gespritzt oder seltener per Infusion in die Blutbahn gegeben. Ein in der Misteltherapie erfahrener Arzt kann entscheiden, welches Präparat in welcher Stärke im Einzelfall anzuwenden ist. Günstig ist der Beginn der Misteltherapie schon vor der Operation.

Die Behandlung mit Mistelpräparaten steht im Zentrum der anthroposophischen Tumortherapie, seitdem Rudolf Steiner aus geisteswissenschaftlicher Forschung den Hinweis auf ihre Wirksamkeit bei Tumorerkrankungen gegeben hat. Mistelextrakte steigern nicht nur die Abwehrkraft; sie enthalten auch Komponenten, die Tumorzellen abtöten oder deren Wachstum zu hemmen vermögen. Aus diesem Grunde kann man sagen, daß mit der Mistel eine Heilpflanze zur Verfügung steht, die umfassend gegen das Tumorgeschehen wirksam ist. Durch laufende Forschung sind die verschiedenen Firmen bemüht, die pharmazeutische Verarbeitung und damit die Wirkung der Mistelpräparate zu verbessern. Bei weitergehenden Fragen sei auf das Buch von Dr. Richard Wagner (siehe Literaturverzeichnis) verwiesen.

Begleittherapien bei der Behandlung mit Mistelpräparaten

Neben der Misteltherapie kann noch versucht werden, mit homöopathisch zubereiteten Mitteln das Zusammenwirken von Stoffkräften und Formkräften im Hautorgan zu harmonisieren (A).

Heileurythmie

Die anthroposophische Behandlung des Melanoms umfaßt möglichst auch die Heileurythmie. Diese ist eine Bewegungstherapie, die von Rudolf Steiner, dem Begründer der Anthroposophie, aus den Gesetzmäßigkeiten und Bildekräften des menschlichen Organismus entwickelt wurde. Sie ist eine Abwandlung der künstlerischen Eurythmie und wirkt statt nach außen auf den Betrachter nach innen auf den Menschen, der die heileurythmischen Übungen ausführt. So gehen von äußerlich ausgeführten Bewegungen gesundende Wirkungen bis in den Bereich der inneren Organe. Die heileurythmischen Übungen werden beim Melanom-Patienten zum Ziel haben, die körperliche und seelische Grenze zu stabilisieren und wieder belastbar zu machen. Die Kräfte der Individualität in ihrer Wirkung bis auf die organische Ebene müssen gestärkt werden. Die Beziehung zur Außenwelt wird durch die Übungen nach und nach insofern kultiviert, als sie bewußter und ausgewogener ergriffen wird. Dadurch wird die rechte Mitte zwischen Offenheit und Hingabe einerseits und Abschluß und Abweisung gegenüber der Umwelt andererseits möglich.

Auch die Kunsttherapie vermag das Thema des Melanom-Patienten aufzugreifen. So kann die Maltherapie durch Übungen zur Auseinandersetzung zwischen Licht und Finsternis sowie durchdringender Strahlung und Abgrenzung die Selbstheilungskräfte stärken. *Kunsttherapie*

Wenn die Persönlichkeit des Menschen mit einem Melanom die oben charakterisierten Besonderheiten aufweist, wird man ihm raten, darauf zu achten, daß er der Eindrücke von außen wieder Herr wird. Die Ereignisse des modernen, oft hektischen Alltags dürfen ihn nicht überrollen. Im seemännischen Bilde ausgedrückt: Die hoch schlagenden Wogen der Ereignisse dürfen nicht über dem Menschen zusammenschlagen; er muß den Kopf über Wasser behalten. Wie macht man das? Die Antwort ist kurz: Der Mensch muß darauf achten, daß alle Eindrücke, die er in sich aufnimmt, «verdaut», seelisch verarbeitet werden. *Empfehlungen zur Lebensgestaltung*

«Der Himmel ist das tägliche Brot der Augen», so lautet ein Ausspruch von Ralph Waldo Emerson. Er weist darauf hin, daß Eindrücke aus der Natur den Menschen ernähren. «Das Brot (allein) ernährt uns nicht; was uns im Brote speist, ist Gottes ewiges Wort, ist Leben und ist Geist», sagt Angelus Silesius und meint damit die stoffliche Ernährung. Man kann dieses Wort aber durchaus auf die viel feinere Ernährung über die Sinnesorgane übertragen: Auch auf diesem Felde stehen hinter dem von außen Aufgenommenen «Leben» und «Geist». Nur muß der Betrachter aus dem, was er zum Beispiel durch seine Augen aufnimmt, Leben und Geist entbinden. Dies geht nur durch innere Aktivität. Damit aus äußerem Licht ein inneres Licht wird, damit dem denkenden Menschen das sprichwörtliche «Licht» aufgeht, dazu bedarf es der inneren Regsamkeit.

Aus diesen Überlegungen ergeben sich für das tägliche Leben praktische Anregungen. Um den vielen Eindrücken zum Beispiel auf einer Griechenlandreise Herr zu werden und zu bleiben, empfiehlt es sich, regelmäßig abends Tagebuch zu führen und einen Kulturführer dabei zu haben. Wenn man die Eindrücke antiker Stätten nicht nur konsumieren will, was letztlich krankmachend ist, dann bedarf es der Bildung. Anhand dieser ist der Betrachter in der Lage, aus dem Eindruck einer antiken Stätte, getaucht in die gleißende Sonne des Mittelmeeres, die architektonische Idee des griechischen Tempels zu gewinnen.

So ist es durch innere seelische Tätigkeit möglich, dem äußeren Licht inneres Licht entgegenzusetzen. Darin haben wir eine Art «endogenen Lichtschutz». Der zum Melanom neigende Mensch und erst recht der am Melanom Erkrankte muß darauf achten, jede Überlastung auf seelischer und körperlicher Ebene zu vermeiden. Er muß sich die Möglichkeit verschaffen, alle Eindrücke von außen immer gut zu verarbeiten.

Empfehlungen zum äußeren Schutz Selbstverständlich bedarf es auch des äußeren Lichtschutzes. Dabei ist es ratsam, den Schutz durch Kleidung und Sonnenhut gegenüber einer Creme mit hohem Lichtschutzfaktor zu bevorzugen. Hohe Lichtschutzfaktoren verhindern den Sonnenbrand als Warnsignal. Als Folge davon bleibt man länger in der Sonne, und es gelangen nicht herausgefilterte Teile des Sonnenlichtes, wie der UV-A-Anteil und die Infrarotstrahlung, in hoher Dosis auf die Haut. (Man weiß heute noch nicht, welche Rolle diese Teile des Lichtes bei der Entstehung des Hautkrebses spielen.) Außerdem kann es sein, daß die chemischen Substanzen, die als Lichtschutzfaktor Verwendung finden, durch die Haut aufgenommen werden und daraus eine Belastung des Stoffwechsels mit körperfremden Stoffen entsteht.

Im Einzelfall muß zusammen mit dem behandelnden Arzt eine Chemotherapie erwogen werden. Die Nachteile der Chemotherapie liegen darin, daß eine Schädigung ausschließlich der Tumorzellen nicht möglich ist. Das Zytostatikum (zellschädigendes Arzneimittel) breitet seine gegen das Leben gerichtete Wirkung über den Gesamtorganismus aus und unterdrückt damit auch die körpereigenen Abwehrkräfte. Zudem ist mit der Chemotherapie keine komplette Beseitigung der Melanomzellen möglich.

Chemotherapie

Eine weitere ungünstige Seite der Chemotherapie liegt in deren hemmender Wirkung auf das seelisch-geistige Leben. Die durch die Auseinandersetzung mit der Krankheit angeregte seelische Reifung wird erschwert; den tieferen Krankheitsursachen wird somit eine weitere hinzugefügt. Die seelische Wirkung der Zytostatika hat eine organische Entsprechung: Die Chemotherapie ist oft selber krebserregend. – Die in jeder Hautklinik angewandte, weitgehend standardisierte Therapie des Melanoms ist ausführlich in dem Buch von Dr. Reinhard Achenbach (siehe Literaturhinweise im Anhang) beschrieben.

Basaliom

Es gibt zwei Arten von Hautkrebs, die von den Hornzellen der Oberhaut ausgehen: das Basaliom und das Spinaliom.

Das Basaliom ist der häufigste Hautkrebs überhaupt; er bildet keine Metastasen, kann sich aber, ohne auf Organgrenzen zu achten, ausbreiten und in die Tiefe fressen, wenn er über Jahre und Jahrzehnte bestehen bleibt. Auch gibt es Basaliomformen, die sich mittels verzweigter Ausläufer im Hautgewebe bald zu den Seiten hin ausbreiten können. Meistens kann der Hautarzt das Basaliom an seinem charakteristischen Bild erkennen: Der Rand ist perlschnurartig aufgeworfen; er besteht aus kleinen Knötchen, die mit feinen Äderchen überzogen sind.

Erscheinungsbild

150 *Die kranke Haut*

Besonders der Mensch mit der hellen, sonnenempfindlichen Haut neigt zum Basaliom. Es ist die chronisch durch Sonnenlicht geschädigte Haut, bei der nach Jahrzehnten die körpereigene Formkraft erlahmt und die Hornzellen der Oberhaut unförmig hervorquellen. Das Basaliom tritt hauptsächlich im 6. bis 8. Lebensjahrzehnt auf. Auch sind die lichtexponierten Hautareale des Gesichts vornehmlich betroffen. Seltener findet sich das Basaliom am Rumpf.

Behandlung Das Basaliom sollte möglichst früh, wenn es noch klein ist, in örtlicher Betäubung operiert werden. Bei der feingeweblichen Untersuchung erfolgt eine genaue und lückenlose Kontrolle des Schnittrandes, um sicher zu gehen, daß wirklich nichts von dem Tumor zurückgeblieben ist. Reichen die entarteten Zellverbände doch bis an den Schnittrand, muß nachoperiert werden. Bei sehr alten Menschen, denen die Operation nicht zugemutet werden kann, behandelt man durch oberflächliche Bestrahlung. Auch kann in solchen Fällen die Misteltherapie versucht werden, wobei direkt unter den Tumor gespritzt werden sollte (A).

Spinaliom und aktinische Keratose

Erscheinungsbild Das von den Hornzellen der Oberhaut ausgehende Spinaliom neigt zur Verhornung. Es wächst wie das Basaliom zerstörend in die Tiefe und kann, anders als das Basaliom, Metastasen in die für den Lymphabfluß der betreffenden Region zuständigen Lymphknoten absiedeln. Dies geschieht jedoch sehr viel seltener und langsamer als beim Melanom. Das Spinaliom wird durch das Sonnenlicht gefördert; deswegen gilt das in bezug auf Alter, Hauttyp und Ort des Auftretens beim Basaliom Beschriebene auch hier.

Das Spinaliom entwickelt sich oft auf dem Boden einer lichtbedingten Verhornungsstörung (= aktinische Keratose) der Altershaut (siehe Abschnitt «Altershaut», S.136ff.). Das sind rote Flecken, die meist kleiner als ein halber Zentimeter sind und eine fest haftende Hornschuppe tragen. Diese Verhornung kann zu einem regelrechten Hörnchen anwachsen. Ein Viertel der sogenannten aktinischen Keratosen entartet zum Spinaliom; deswegen muß man sie beobachten.

Auch das Spinaliom muß früh operiert werden. Die Misteltherapie kann bei Metastasierung oder zur Vorbeugung von Metastasen angewandt werden (A).   *Behandlung*

Haarbalgentzündung (Follikulitis)

Haarbalg und dazugehörige Talgdrüse sind Orte intensiver Aufbauvorgänge. Schießt der Aufbau von Haar und Talg über ein gewisses Maß hinaus und beginnt der gegen die Hautoberfläche strömende Substanzstrom – im Bilde gesprochen – zu saftig zu werden, so entsteht eine Entzündungsneigung. Dies ist der geeignete Boden für Bakterien, meistens Staphylokokken, die den Haarbalg besiedeln und eine eitrige Entzündung auslösen. Es bilden sich Pusteln (= Knötchen mit gelbem Kopf), aus denen ein Haar hervortritt; die Umgebung ist gerötet. Typische Orte der Haarbalgentzündung beim Mann sind Bartbereich und behaarter Kopf; sie kann aber, bei Mann und Frau, auch am ganzen Körper auftreten.

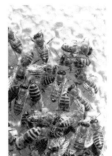

Abb. 44: Bienen

Die Ursachen können im gestörten Stoffwechsel von Zuckerkranken liegen; es kann sich aber auch eine träge Leberfunktion und / oder Darmtätigkeit in dieser peripheren Entzündungsneigung ausdrücken. Bei manchen Menschen werden die Pusteln durch Einreiben mit einer zu fetten Salbe ausgelöst.

Bei stärkerer Entzündlichkeit empfehlen sich zur Akutbehandlung Biene (Apis mellifica) und Tollkirsche (Atropa belladonna) in homöopathischer Zubereitung; man behandelt zeitlich begrenzt über ein bis zwei Wochen nach ärztlicher Anleitung. Gegebenenfalls müssen Leber und Darm über längere Zeit aktivierend mitbehandelt werden (A). Äußerlich wirkt *Weleda Calendula-Essenz 20%* in Zinkschüttelmixtur lindernd (S).

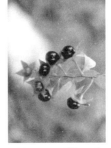

Abb. 45: Tollkirsche

152 Die kranke Haut

Furunkel

Erscheinungsbild Greift die Entzündung bei einer Follikulitis stark auf die Umgebung über, so entsteht der Furunkel. Es bildet sich ein erbsen- bis haselnußgroßer, schmerzhafter Knoten, der mitsamt der Umgebung gerötet ist. Innerhalb von Tagen schmilzt das Zentrum ein, der Furunkel bekommt einen gelben Kopf, und schließlich entleert sich Eiter nach außen. Treten über Jahre hinweg immer wieder neue Furunkel an verschiedenen Körperstellen auf, so spricht man von der Furunkulose. Eine Zuckerkrankheit fördert die Furunkelbildung. Meistens ist jedoch Übergewicht die eigentliche Ursache.

Ursachen Es wurde schon im ersten Kapitel (S. 27f.) beschrieben, daß mit dem Fett der Unterhaut dem Organismus die Möglichkeit gegeben ist, Wärme zu produzieren. Es darf jedoch nur so viel Wärme entstehen, wie durch die im Organischen tätige geistige Seinsebene des Menschen, das Ich, beherrscht werden kann. Entgleitet diesem geistigen Ordnungsprinzip die Wärmebildung dadurch, daß die Physis zu viel Fett angesammelt hat, so entstehen ungezügelte kleine Wärmeherde, das heißt Entzündungsherde, wie kleine Feuerchen in der Peripherie des Organismus. So kann die Furunkulose entstehen.

Behandlung Bei Furunkeln und Übergewicht ist also das Abnehmen zu empfehlen. In der Ernährung sollten Fett und Eiweiß (Fleisch, Wurst, Fisch, Eier, Milchprodukte) eingeschränkt werden. Um die beschriebene Entzündungsneigung zu zügeln, kann man die Rote Waldameise (Formica) äußerlich in sehr hoher Verdünnung im Vollbad anwenden (A). Im Wald hat die Ameise die Aufgabe, alles, was den geordneten Lebensprozessen entfallen möchte, in ihrem Ameisenhaufen zu verarbeiten und damit im lebendigen Kreislauf der Stoffe zu erhalten. Genauso vermag sie beim übergewichtigen Menschen das sich verselbständigende Fett mit seinen Tendenzen, Entzündungen zu erzeugen, wieder unter die Herrschaft der Selbstheilungskräfte zu stellen.

Im akuten Fall ist die Einnahme von Apis und Belladonna auch hier hilfreich (A). Eventuell bedarf es des Schlangengiftes (Lachesis),

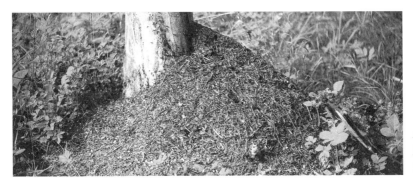

Abb. 46:
Haufen der Roten Waldameise

das am besten unter die Haut gespritzt wird (A). Äußerlich kann eine «Zugsalbe» (*Ichtholan* von Ichthyol) die Einschmelzung des Furunkels fördern, so daß der Eiter sich nach außen entleert (S). *Weleda Heilsalbe* oder *Wala Mercurialis-Heilsalbe* mit dem Bingelkraut (Mercurialis perennis) wirken ähnlich (S).

Auf keinen Fall dürfen Furunkel, die im Gesicht oberhalb der Verbindungslinie Mundwinkel – Ohrläppchen liegen, ausgedrückt werden. Es gibt im oberen Gesichtsbereich eine kleine Vene, die in Verbindung zu großen Gefäßen des Gehirns steht. Erreger können sich auf diesem Wege nach innen ausbreiten und eine Thrombose hervorrufen.

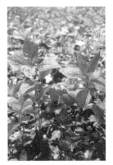

Abb. 47:
Bingelkraut

Abszeß

Ist die Einschmelzung von Gewebe der Lederhaut und manchmal sogar der Unterhaut durch die Entzündung ausgedehnter als beim Furunkel, so spricht man vom Abszeß. Bei der Abszeßbildung spielen meistens die Staphylokokken als Erreger mit eine Rolle. Im Zentrum bildet sich Eiter, der sich nach außen entleeren muß. Es entsteht eine mehr oder weniger große Schwellung, die heiß und gerötet ist und schmerzt. Ein pulsierendes Klopfen, synchron mit dem Herzschlag, kann zu spüren sein. Hat der Eiter einen zentralen See im Abszeß gebildet, so kann man ihn als leicht hin- und herdrückbare Flüssigkeit tasten. Abszesse nach Splitterverletzun-

Erscheinungsbild

154 *Die kranke Haut*

gen bilden sich durch die Einsprengungen von Fremdkörpern; sie können aber auch an körpereigenen Strukturen wie Schweißdrüsen, Talgdrüsen oder Haarbälgen entstehen. Folgende Körperregionen sind dann bevorzugt befallen: Achseln, Falten unter der weiblichen Brust, Leisten, Genitalbereich und Gesäßfalte.

Behandlung Beim Abszeß ist es wichtig, darauf zu achten, daß die Entzündung sich nicht ausbreitet und daß der Eiter nach außen abfließen kann, sobald er sich gebildet hat. Wenn er nicht von allein nach außen durchbricht, muß der Arzt ihm mit einem kleinen Schnitt den Weg bahnen. Im übrigen kommen alle beim Furunkel genannten Mittel zur Behandlung in Frage.

Grützbeutel (Epidermiszyste)

Erscheinungsbild Wenn Hautoberfläche in die Lederhaut versprengt wird, zum Beispiel bei einer Verletzung oder durch Abschnürung vom Haarbalg, bildet sich eine Zyste. Talg und Horn werden nun, statt nach außen, nach innen abgegeben, und die Zyste wächst langsam. Man spricht vom Grützbeutel, benannt nach seinem weißen, körnigen Inhalt. Der Grützbeutel kann im Gesicht und am Rumpf auftreten; am häufigsten kommt er jedoch am behaarten Kopf vor, dort manchmal in größerer Zahl. Er ist ein erbsen- bis pflaumengroßer, prall-elastischer Knoten ohne jegliche Entzündungszeichen. Am behaarten Kopf kann er beim Kämmen stören. Entzündet er sich doch einmal, so kann er sich insgesamt durch eine Abszeßbildung nach außen entleeren, womit dann eine Selbstheilung eingetreten ist.

Behandlung Wenn der Grützbeutel stört, so kann er leicht durch einen kleinen Schnitt in örtlicher Betäubung entfernt werden. Der operierende Arzt ist dabei bemüht, alle Anteile der Zyste zu entfernen, da sich andernfalls eine neue Zyste bilden kann.

Eiterflechte (Impetigo contagiosa)

Meistens bei Kindern tritt, gehäuft in der warmen Jahreszeit, die *Erscheinungsbild* Eiterflechte auf. Oft ausgehend von einer Erkältung, besiedeln Streptokokken oder seltener Staphylokokken die Hautoberfläche und lösen rote Flecken mit honiggelben Krusten aus. Das Gesicht ist am häufigsten davon betroffen; durch Übertragung mit den Händen kann aber auch jede andere Körperregion befallen sein.

Die Neigung zur Eiterflechte findet sich besonders bei Kindern mit *Ursachen* trockener Haut und Neurodermitisneigung. Die vorgeschädigte Haut ist hier in der Abwehrkraft gegenüber den Erregern geschwächt. Aber die Eiterflechte ist bis zum gewissen Grade für jedes Kind ansteckend; deswegen findet man in Kindergärten und den unteren Jahrgängen von Schulen zeitweise ein gehäuftes Auftreten dieser Hautkrankheit.

Für die äußere Behandlung der Eiterflechte eignet sich besonders *Behandlung* die Ringelblume (Calendula officinalis). Gerade bei eitrigen Hautentzündungen wirkt die Calendula heilend. Es empfehlen sich Umschläge mit *Weleda Calendula-Essenz* (1 Eßlöffel auf 1/2 Liter Wasser) oder *Weleda Calendula-Salbe (S)*. Seltener sind antibiotische Salben erforderlich (A). Die befallenen Hautareale sollten gut sauber gehalten werden; für Waschungen ist *Weleda Calendula-Pflanzenseife* besonders geeignet. Innerlich nimmt man Apis und Belladonna nach ärztlicher Anweisung ein; konstitutionelle Besonderheiten, die den Boden für die Eiterflechte bilden, müssen individuell angegangen werden (A).

Wundrose (Erysipel)

Ein hochakutes Entzündungsgeschehen spielt sich bei der Wund- *Erscheinungsbild* rose ab. Durch eine unauffällige Eintrittspforte, etwa durch eine durch einen Fußpilz bedingte Rhagade (= Riß) zwischen den Zehen, gelangen Streptokokken in die Lederhaut und finden in der Grundsubstanz zwischen den Bindegewebszellen einen geeigneten Nährboden. Es kommt in dem betroffenen Hautareal zu einer starken Rötung mit hohem Fieber und Schüttelfrost sowie einer Schwellung des zuständigen körperwärts gelegenen Lymphknotens. Die Wundrose kann sich wiederholen, wobei die Entzündungszeichen von Mal zu Mal abnehmen. Durch die fortdauernde Entzündung können dann die Lymphgefäße, die das betreffende Hautareal drainieren, verstopfen. In der Folge schwillt das Bein dauerhaft an; dieser Zustand ist eine gefürchtete Komplikation der wiederholten Wundrose.

Behandlung In den meisten Fällen wird der anthroposophische Arzt nicht ohne eine antibiotische Behandlung mit chemischen Mitteln, die die Bakterien abtöten, auskommen. Es ist Bettruhe vonnöten. Äußerlich wirken Umschläge mit hochprozentigem Alkohol und Kamillentee lindernd. Die Eintrittspforte, zum Beispiel der Fußpilz, muß mitbehandelt werden. Innerlich wird der Arzt mit Erysidoron (Apis und Belladonna) behandeln. Besteht eine Neigung zur wiederholten Wundrose, so ruft Quarz in homöopathischer Zubereitung die körpereigenen Formkräfte in der Lederhaut auf, die gallertige Grundsubstanz wieder besser zu ergreifen (A).

Wundrose zur Heilung von Tumoren Die Wundrose mit ihrem starken Entzündungsgeschehen und hohem Fieber wurde früher zur Heilung bestimmter Tumorerkrankungen eingesetzt. Sie wurde durch Einimpfen von Streptokokken künstlich erzeugt, und in nicht wenigen Fällen kam es durch die Anregung des Wärmeorganismus und die Stimulation des Immunsystems zu einer Besserung oder gar Heilung der Krebserkrankung. Entzündung und Sklerose sind Polaritäten, wobei der Krebs zu den sklerotischen, kalten Erkrankungen gehört. Aus dieser Polarität ist die günstige Wirkung der Wundrose bei Tumorneigung zu verstehen.

Wundrose zur Heilung von offenen Beinen Eine zweite günstige Wirkung der Wundrose kann man beim offenen Bein beobachten: Die oft über Monate und Jahre bestehende offene Stelle am Unterschenkel des Menschen mit starken Krampfadern heilt nach einem Erysipel nicht selten zügig ab. Die flächige Entzündung der Haut bringt einen starken Blutandrang mit sich, der ernährende Stoffstrom in der Haut erfährt eine Belebung, und vom Wundgrund und den Seiten her kann Gewebewachstum stattfinden.

So bringt die Wundrose nicht selten Wirkungen mit sich, die der in übergeordneten Zusammenhängen denkende Arzt zu schätzen weiß.

Kleieflechte (Pityriasis versicolor)

Die Kleieflechte hat ihren Namen von den dabei hauptsächlich auf *Erscheinungsbild* dem Rücken, den Schultern und im Dekolleté auftretenden Flecken, die eine feine, an Kleie erinnernde Schuppung aufweisen. Meistens wechseln die Flecken im Laufe von Wochen, unbehandelt auch Monaten, die Farbe von rötlich über bräunlich zu weiß. Die rötliche Farbe ist durch eine milde Entzündung hervorgerufen, die bräunliche durch die Schuppung und die weiße dadurch, daß die nun entfernten Schuppen zuvor einen «Sonnenschirm» gebildet haben, unter dem das Sonnenlicht die Bräunung nicht anregen konnte. In den Flecken der Kleieflechte hat sich ein Hautkeim, eine Hefe namens Pityrosporum ovale (siehe auch Abschnitt «Seborrhoisches Ekzem», S. 113ff.), stark vermehrt, die auf jeder gesunden Haut in geringerer Dichte zu finden ist. Deswegen ist die Kleieflechte auch nicht ansteckend.

Ihre Ursache liegt ganz im Organismus des betreffenden Men- *Ursachen* schen, der der Hefe einen geeigneten Nährboden bietet. Die Neigung zur Seborrhoe (= Talgfluß mit fetter Haut) fördert die Kleieflechte, und nicht selten findet der Arzt Anzeichen einer Leberträgheit. Im übrigen ist die Kleieflechte völlig harmlos, neigt allerdings zum wiederholten Auftreten.

Es ist ratsam, die zu hohe Besiedlung der Haut mit Hefe zunächst *Behandlung* einmal «abzuräumen»; dazu ist zum Beispiel die *Ellsurex Paste* von Galderma geeignet, die eine Schwefelverbindung enthält und wie eine Seife auf der Haut anzuwenden ist (S). In der Zwischenzeit kann, falls erforderlich, die Leber aktivierend behandelt wer-

158 *Die kranke Haut*

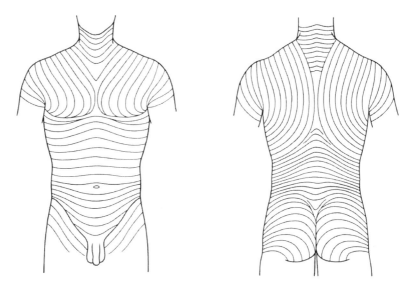

Abb. 48: Hautspannungslinien

den (A). Phosphor in homöopathischer Zubereitung hilft dem Organismus, die Hefe aus eigener Kraft zurückzudrängen (A). Künftig sollte man auf eine stark fettende Hautpflege verzichten und nicht-atmende Kleidung aus Kunstfasern meiden. Vorbeugend kann man zum Beispiel nach dem Duschen eine Lotion mit dem australischen Teebaumöl anwenden (S). Denn das Licht der australischen Sonne, das den Teebaum zur Bildung seines Öls angeregt hat und darin weiterwirkt, ist etwas, was dieser Hautkeim überhaupt nicht mag.

Röschenflechte (Pityriasis rosea)

Erscheinungsbild Die Röschenflechte, auch Schuppenröschen genannt, beginnt mit einem ersten münzgroßen Herd mit Rötung und Schuppung am Rumpf. Dann folgt ein nicht juckender Ausschlag mit maximal pfenniggroßen, roten Flecken, die oval sind und mit ihrer Längsachse entlang den Hautspannungslinien (siehe Bild) ausgerichtet

sind. (Die Hautspannungslinien markieren die Richtung der Zug-
kräfte, die auf die Haut hauptsächlich wirken; in dieser Richtung
sind auch die feinen natürlichen Spalten der Haut ausgerichtet.)
Dieser Ausschlag ist zwar sehr auffällig, dafür aber ganz harmlos;
er heilt nach drei bis acht Wochen von allein ab.

Die Röschenflechte tritt im Winterhalbjahr gehäuft auf. Die Ursache *Ursachen*
ist unbekannt; man vermutet einen Infekt, eventuell mit einem Virus
mit Hautbeteiligung wie bei einer Kinderkrankheit. Gehäuftes Auftreten und Abgeschlagenheit mit Beschwerden wie bei einer Erkältung sprechen dafür. Manchmal scheint Streß eine Rolle zu spielen.

Die Röschenflechte ist irritierbar, das heißt daß sie eventuell auf *Behandlung*
Behandlung hin schlimmer wird. Empfehlenswert ist eine leicht
fettende Körperpflege oder bei Juckreiz Zinkschüttelmixtur (S).

Pilzerkrankungen der Haut – Talerflechte (Tinea corporis)

Die Besiedlung der Haut mit krankmachenden Pilzen ist heute *Erscheinungsbild*
außerordentlich häufig. So hat bis zu einem Drittel der Bevölke-
rung in Mitteleuropa einen Fußpilz, bis zu einem Drittel der Menschen über 40 haben einen Nagelpilz. Außer der bereits erwähnten
Hefe Pityrosporum ovale, die in geringer Dichte auf der gesunden
Haut zu finden ist, macht jeder Pilz die Haut krank, indem er sie
zu mehr oder weniger heftigen Abwehrreaktionen anregt. Es kommen auf der Haut Hefen, Schimmelpilze und fadenbildende Pilze
vor, die sich auf das Wachstum auf Horn von Mensch oder Tier
spezialisiert haben. Die beiden ersten sind nicht so häufig und
sollen nicht näher betrachtet werden. Pilzfäden lassen sich unter
dem Mikroskop in Schuppen finden. Man kann den Pilz auch
durch Anzüchtung auf einer Kulturplatte nachweisen: Aus
Schüppchen wächst er auf dem Agar wie ein Schimmel. Aus der
speziellen Wuchsform kann man dann die Pilzart erkennen.

Gelangen Pilze vom Tier über Schüppchen auf die Haut des Men- *Ursachen*
schen, so rufen sie meistens eine besonders heftige Abwehrreakti-

160 *Die kranke Haut*

on hervor. Ein typisches Beispiel ist der Landwirt, der sich in seinem Stall bei pilzbefallenen Rindern («Kälberflechte») ansteckt. Meist am Rumpf oder an den Armen bildet sich ein kreisrunder Herd mit Rötung, Schwellung und Schuppung bis hin zum Nässen. Der Name «Talerflechte» kommt von den münzgroßen, runden Herden; diese sind scharf begrenzt, am Rande röter und wachsen zentrifugal. Kinder werden oft durch pilzbefallene Katzen und Hunde angesteckt. – In solchen Fällen handelt es sich meistens um eine echte Ansteckung, bei der der Pilz in den Schuppen der Tiere zahlreich in der Umgebung des Menschen vorhanden ist, ohne eine besondere Disposition von Seiten des infizierten Menschen.

Anders ist dieses bei einem Pilzbefall der Leisten bei einem fettleibigen älteren Menschen. Hier spielt das feucht-warme Milieu der Leisten eine Rolle: Haut liegt auf Haut, Schweiß kann nicht abdunsten, und die Hornschicht der Oberhaut weicht auf. Auf der derart vorgeschädigten Haut findet der Pilz ideale Wachstumsbedingungen.

Auch die Zuckerkrankheit prädisponiert zu Hautpilz; oft liegt dann ein Befall mit Hefen vor. Hier ist das Erscheinungsbild etwas anders: In der Umgebung der geröteten, oft juckenden Flächen findet sich eine Aussaat kleiner, roter Knötchen und Fleckchen.

Pilzerkrankungen der Haut – Fußpilz (Tinea pedum)

Erscheinungsbild und Ursachen   Kinder haben sehr selten einen Fußpilz. Bei Erwachsenen nimmt der Befall der Füße mit fadenbildenden Pilzen durch Schwimmbad- oder Saunabesuche und / oder durch Tragen von geschlossenem Schuhwerk und Strümpfen aus synthetischen Fasern zu. Hochgeschlossene Schuhe und Synthetiksocken lassen den Fuß «im eigenen Saft» stehen – mit der oben beschriebenen Folge für die Hornhaut. Im Dunkeln und in der warmen Feuchte gedeiht der Pilz. Bei einem leichten Befall siedelt er sich meistens zwischen den Zehen an und greift höchstens auf die direkt benachbarten Areale an der Fußsohle und auf dem Fußrücken über. Die Hornhaut im Zwischenzehenraum ist dann oft aufgeweicht, und in den

Randbereichen gibt es eine lamellenartige Schuppung mit unterschiedlich starker Entzündungsreaktion.

Hier liegen die Ursachen für den Fußpilz ganz im Äußeren. Anders ist es nicht selten beim ausgedehnten Befall der Füße: Die gesamte Fußsohle beider Füße ist gerötet und schuppt, einschließlich der Fußseitenflächen; eventuell sind auch die Zehennägel mitbefallen. Hier kann eine erhöhte Disposition von innen her bestehen: Die Leber, die tote in lebendige Substanz umwandelt, kann träge sein. Das hat dann Auswirkungen in der Hautoberfläche, wo in der Hornhaut lebendige in tote Substanz übergeht. Wo etwas von innen her nicht richtig belebt ist, wo also die organismuseigenen Kräfte nicht ganz präsent sind, dort siedeln sich Mikroorganismen mit ihrem Fremdleben an.

Behandlung

Es hat sich bisher keine Substanz aus der Natur als sicher abtötend für Fadenpilze auf der Haut des Menschen erwiesen. Deswegen muß man synthetisch hergestellte, pilzabtötende Mittel (Antimykotika) benützen, wenn man einen Pilzbefall der Haut wirklich loswerden will. Hat der Arzt bei ausgedehntem Befall den Eindruck, daß bei einem Menschen eine erhöhte Disposition von innen her vorliegt, so wird er nach den Ursachen forschen und gegebenenfalls zum Beispiel die Leber aktivierend mitbehandeln (A). Gibt man Phosphor, in einem Öl gelöst, äußerlich auf die mit Pilz befallene Haut, so verändert diese dem Licht nah verwandte Substanz das Milieu zu Ungunsten des Pilzes (A). Eine erneute Infektion wird erschwert. Ähnlich vorbeugend wirkt auch das australische Teebaumöl (S).

Maßnahmen bei Fußpilz:
- jeden Tag die Füße waschen; gründlich abtrocknen, insbesondere die Zwischenzehenräume, evtl. föhnen
- jeden Tag frische Strümpfe aus Baumwolle oder Wolle; Strümpfe bei mind. 40°C waschen
- in Schwimmbädern nicht barfuß gehen, sondern Badeschuhe benützen
- luftiges Schuhwerk aus Leder oder anderem Naturmaterial tragen; feuchte Schuhe wechseln

162 *Die kranke Haut*

- keine zu engen Schuhe tragen: sie vermindern die Durchblutung, so daß eine Pilzinfektion begünstigt wird
- Desinfektion der Schuhe einmal pro Jahr: 40%iges Formalin (Apotheke) auf Wattebausch geben und in die Spitze des Schuhs legen; Schuhe im Plastikbeutel 48 Stunden in einem warmen Raum aufbewahren, danach die Schuhe 4 Tage auslüften
- Pilzsalbe über ca. 8 Wochen anwenden; wenn alle Veränderungen verschwunden sind, die Anwendung noch 2 Wochen fortsetzen.

Pilzerkrankungen der Haut – Nagelpilz (Onychomykose)

Erscheinungsbild Der Pilz mit seinem Geflecht aus Fäden kann von der Oberhaut aus auch den Nagel besiedeln; an den Zehennägeln kommt das am häufigsten vor, wobei der Großzehennagel meist als erster befallen ist. Die Pilzfäden können oberflächlich vom äußeren Ende des Nagels vorwachsen oder die ganze Nagelplatte durchdringen und schnell die Nagelbasis erreichen. Der Nagel verfärbt sich in den befallenen Anteilen gelb, verdickt sich und wird bröckelig aufgelockert.

Ursachen Der Nagelpilz stellt sich dort ein, wo das belebende, aufbauende und ernährende Zusammenspiel von Blut und Nerv gestört ist, wie dieses bei Durchblutungsstörungen (zum Beispiel Krampfaderleiden) und Nervenschäden (zum Beispiel bei der fortgeschrittenen Zuckerkrankheit) der Fall ist. Auch Vorschädigungen des Nagels durch Verletzungen und dauernder Druck durch zu enges, meist modisches Schuhwerk spielen beim Zustandekommen eines Nagelpilzes eine Rolle.

Behandlung Was für die äußere Behandlung des Hautpilzes ausgeführt wurde, gilt noch mehr für den Nagelpilz: Will man ihn wirklich loswerden, so bedarf es der synthetischen Antimykotika (Pilzbekämpfungsmittel) (A). Bei einem oberflächlichen Befall reicht die Anwendung eines antimykotisch wirksamen Nagellacks (*Batrafen* von Cassella Riedel oder *Loceryl* von Roche). Geht das Pilzgeflecht tiefer, kann man den Nagel mit einer 40%igen Harnstoffsalbe ablösen (*Mycospor Nagelset von* Bayer). Empfehlenswert ist die Zusammenarbeit mit einer Fußpflegerin, die die befallenen Nagelteile abfräst und so dem Antimykotikum in der Harnstoffsalbe den Weg bahnt. Ist der gesamte Nagel oder sind mehrere Nägel, eventuell sogar an beiden Füßen, befallen, so bringt nur ein innerlich gegebenes Antimykotikum dauerhafte Hilfe (A). Parallel empfiehlt sich die heilpflanzliche Behandlung der Leber (A). Denn das auf synthetischem Wege hergestellte Antimykotikum wird über die Leber abgebaut; die Einnahme dieses Medikaments kostet «Leberkraft». Damit wird ein Organ gefordert, das – wie im Abschnitt über den Fußpilz beschrieben – eventuell ursächlich durch eine Schwäche mitbeteiligt ist am Zustandekommen des Nagelpilzes. Aus diesem Grunde ist die Suche nach einer natürlichen, nicht leberbelastenden Behandlung des Nagelpilzes sehr wichtig; schonende Möglichkeiten befinden sich momentan in der Erprobungsphase.

Das früher übliche Ziehen des mit Pilz befallenen Nagels hat Nachteile: Die Extraktion schädigt das Nagelorgan zusätzlich, so daß die Disposition zum Pilzbefall weiter zunimmt. Zudem ist selbst bei schonendem Ziehen nicht ausgeschlossen, daß der Pilz nicht erneut in den Nagel einwächst.

Gewöhnliche Warzen (Verrucae vulgares)

Warzen sind Verdickungen der Oberhaut, bei denen ein Virusbefall der Hornzellen die Ursache ist. Kinder mit trockener Haut und Veranlagung zur Neurodermitis neigen zu Warzen. Deutlich seltener kommen sie beim Erwachsenen vor, oft in Verbindung mit einer schlechten Durchblutung von Händen und Füßen, bedingt zum Beispiel durch das Nikotin beim Rauchen. An den Händen wachsen die Warzen zu den typischen Knoten mit rauher, horniger Oberfläche nach außen. An der Fußsohle werden diese Knoten durch das Körpergewicht nach innen in die Haut gedrückt. Sie schmerzen, wie wenn man auf einem Kieselstein im Schuh läuft;

Erscheinungsbild und Ursachen

164 *Die kranke Haut*

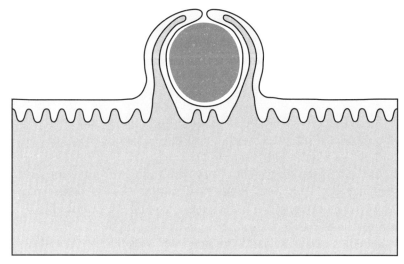

*Abb. 49:
Dellwarze mit
Hornkörperchen*

man nennt sie deshalb Stechwarzen oder Dornwarzen. Warzen sind völlig harmlos; sie heilen über kurz oder lang von allein.

Behandlung Bei Kindern lassen sich Warzen sehr gut mit Heilpflanzen, innerlich und äußerlich kombiniert angewandt, behandeln. Es ist ratsam, sie zuvor von einem Arzt ansehen zu lassen, damit man nicht aufgrund einer Verwechslung erfolglos zum Beispiel ein Hühnerauge behandelt. Durch eine längere Anwendung von Säuren bekommt man die Warzen schließlich auch weg. Eingreifender ist die Hitzebehandlung auf elektrischem Wege, die nur in örtlicher Betäubung möglich ist.

Dellwarzen (Mollusca contagiosa)

Erscheinungsbild und Ursachen Ein besonderer Virustyp ruft die Dellwarzen hervor. Diese sind hirsekorngroß und haben eine kleine, gerade noch sichtbare, zentrale Delle, durch die man auf das innen liegende Hornkörperchen sieht. Dieses Hornkügelchen enthält die Viren, die seine Bildung auslösen. Dellwarzen findet man fast nur bei Kindern, bei denen sie oft in großer Zahl über Rumpf und körpernahe Teile von Armen und Beinen ausgesät sind. Wie bei den gewöhnlichen Warzen sind auch hier meistens die Kinder mit trockener Haut und Neurodermitisneigung betroffen. Dellwarzen heilen von allein ab; oft geht dem Verschwinden eine entzündliche Rötung voraus.

Will man die Heilung beschleunigen, so kann man dies durch Heilpflanzen tun, so zum Beispiel äußerlich mit dem Lebensbaum *Thuja occidentalis Tinktur zum äußeren Gebrauch* von Weleda einmal täglich unverdünnt auftupfen und trocknen lassen (S). Ist das Kind älter (um zehn Jahre alt) und kann es die Angst vor dem, was der Arzt tun will, beherrschen, so kann man die Hornkörperchen mit dem scharfen Löffel aus den Dellwarzen entfernen. Es zwickt lediglich etwas. Alle Dellwarzen, die so behandelt werden, heilen innerhalb weniger Tage ab.

Behandlung

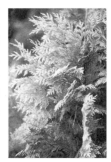

Abb. 50: Lebensbaum

Herpes

Auch der meistens an der Lippe auftretende Herpes wird durch Viren hervorgerufen. Beginnend mit einem Spannungsgefühl, mit Juckreiz oder einem leichten Brennen entsteht ein roter Fleck, auf dem sich eine Gruppe von Bläschen bildet. Die Bläschen öffnen sich und fließen zu einer nässenden Stelle zusammen, die gelblich verkrustet. Mit einer mehrere Wochen bestehenden Rötung heilt der Herpes ab.
Die erste Infektion findet meistens in der frühen Kindheit statt. Da sich noch keine spezifisch gegen diese Viren gerichtete Abwehrkraft heranbilden konnte, ist die Entzündung entsprechend heftig. Geht die Infektion auf die Mundschleimhaut über, entstehen schmerzhafte offene Stellen, die man «Mundfäule» nennt. Die Viren ruhen nach der Erstinfektion ein ganzes Leben im Gewebe und können bei verschiedenen Provokationen wieder als typische Herpesbläschen zutage treten. Meistens sind immer wieder dieselben Hautstellen betroffen; neben den Lippen kann auch das Gesäß oder der Genitalbereich befallen sein.

Erscheinungsbild und Ursachen

166 Die kranke Haut

Unter folgenden Bedingungen kann ein Herpes auftreten:

- bei einem fieberhaften Infekt der oberen Luftwege («Fieberbläschen»)
- nach einer den Ekel erregenden Situation («Ekelbläschen»)
- nach einer intensiven Sonneneinstrahlung («Gletscherbrand»)
- bei der Frau während der Menstruation
- bei Streß
- bei einer Magenverstimmung, bei nervösem Magen
- nach mechanischer Belastung, zum Beispiel einer zahnärztlichen Behandlung.

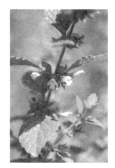

Abb. 51: Zitronenmelisse

Behandlung Die Abheilung eines bestehenden Herpes läßt sich sowohl durch innerlich angewandte homöopathisch zubereitete Mittel (zum Beispiel Cantharis = ein giftiges Insekt: die «Spanische Fliege») als auch durch äußerlich anzuwendende Heilpflanzen verkürzen (A). Für die äußere Anwendung eignen sich Extrakte aus der Zitronenmelisse (*Lomaherpan Creme* von Lohmann) oder aus dem Salbei (*Viru-Salvysat Lösung* von Bürger) (S). Beide Pflanzen aus der Familie der Lippenblütler enthalten Stoffe, die Viren abzutöten vermögen.

Nun gibt es Menschen, bei denen einmal im Monat oder sogar noch häufiger Herpesbläschen auftreten. Hier können über längere Zeit einzunehmende, homöopathisch zubereitete Heilmittel in höheren Verdünnungsstufen vorbeugend wirken (A).

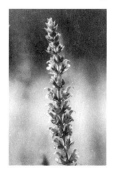

Abb. 52: Salbei

Gürtelrose (Herpes zoster)

Erscheinungsbild und Ursachen Die Windpocken als eine typische Kinderkrankheit werden durch einen Virus hervorgerufen. Nachdem dieser Infekt mit seinen typischen Bläschen in roten Flecken, die sich als Ausschlag am gesamten Hautorgan einschließlich der Schleimhäute finden, abgeklungen ist, wird der Virus nicht ausgeschieden oder völlig beseitigt. Er verharrt über viele Jahre und Jahrzehnte in bestimmten Nervenzellen des Rückenmarks, ohne Beschwerden hervorzurufen. Ist

Gürtelrose (Herpes zoster) **167**

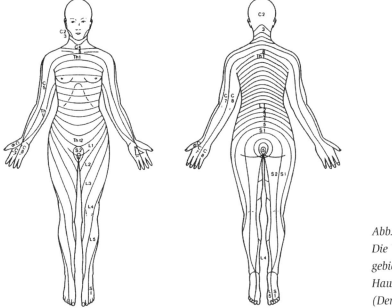

Abb. 53:
Die Versorgungs-
gebiete der
Hautnerven
(Dermatome)

die Abwehrkraft des Organismus einmal geschwächt, was bevorzugt im höheren Lebensalter der Fall sein kann, werden die Viren wieder aktiv und breiten sich vom Rückenmark her in den Nerven aus, die die Sensibilität der Haut gewährleisten. Über den Nerv wird dann auch die Haut befallen, was die für die Gürtelrose typischen Hauterscheinungen hervorruft: gruppiert stehende Bläschen auf gerötetem Grund. Ihren Namen hat die Gürtelrose von der Anordnung der Bläschen am Rumpf in horizontalen Bändern entsprechend dem Versorgungsgebiet eines Hautnervs (siehe Bild).

Die Gürtelrose ist also eine Erkrankung von zwei Organsystemen: eines Nervs und der von ihm versorgten Haut. Dadurch erklären sich die Hautveränderungen einerseits und die oft auftretenden neuralgieartigen Schmerzen andererseits. Diese verschwin-

168 *Die kranke Haut*

den mit Abheilung der Haut oder bleiben über Monate oder gar Jahre bestehen und können dem betreffenden Menschen dann sehr zusetzen. Auch die sensiblen Nerven des Kopfes können betroffen sein; wenn die Gürtelrose in der Nachbarschaft des Auges oder Ohres auftritt, sollte ein Augenarzt oder HNO-Arzt untersuchen, ob Auge oder Ohr mitbefallen sind. Tritt die Gürtelrose bei einem Menschen in ausgedehnterer Form auf (Befall der Haut von mehreren Nervenästen, einzelne Bläschen versprengt am ganzen Körper oder tiefere Hautschäden unter den Bläschen), so ist eine internistische Untersuchung nützlich, mit der man eine ernstere Ursache (zum Beispiel eine Tumorerkrankung) auszuschließen vermag.

Behandlung   Für die Behandlung der Gürtelrose von innen ist der Seidelbast (Daphne mezereum) in homöopathischer Zubereitung die wichtigste Heilpflanze (A). Äußerlich ist in der Phase der Bläschenbildung eine Zinkschüttelmixtur mit *20% Weleda Calendula-Essenz,* direkt auf die Bläschen getupft, hilfreich (S). Haben sich Krusten gebildet, so fördert *Weleda Wecesin Salbe* die Abheilung (S). Neuralgieartige Schmerzen werden verhindert oder gelindert durch *Wala Aconit Nervenöl,* mit dem man die ganze befallene Region einreibt (S). Dann legt man einen Baumwollappen auf, den man immer wieder benutzt, damit er sich nach und nach mit Öl vollsaugt; man kann ihn mit Heftpflaster fixieren.

Krätze (Scabies)

Erscheinungsbild   Die Krätzemilbe ist ganz auf den Menschen «spezialisiert» und verbringt alle Zyklen ihres Insektenlebens auf dessen Haut. Sie gräbt bis ein Zentimeter lange Gänge in die Oberhaut und lebt von den Hornzellen. Die weibliche Milbe ist doppelt so groß wie die männliche; man kann sie mit dem bloßen Auge gerade noch sehen. Will der Arzt den Krätzemilbenbefall als Ursache eines Ausschlages beweisen, so hebelt er mit einer feinen Nadel die Milbe aus der Hornhaut; die Milben sitzen meistens am Ende eines Ganges. Die Orte des häufigsten Befalls sind die Handgelenksbeugeseiten und die Haut zwischen den Fingern, unter den Achseln und im Genitalbereich. Vier Wochen braucht das Abwehrsystem nach einer Ansteckung, bis sich die sensibilisierten Abwehrkräfte so stark gegen die Milben, insbesondere gegen deren Kot, richten, daß ein heftig juckendes Ekzem entsteht. Der Juckreiz nimmt in der Bettwärme zu.

Die Ansteckung erfolgt immer von Mensch zu Mensch und setzt *Ursachen* einen intensiven Körperkontakt voraus, wie er zum Beispiel beim Geschlechtsverkehr, bei der Bettnachbarschaft in Familien oder in der Kranken- und Altenpflege gegeben ist. Befallen werden bevorzugt Menschen mit einer geschwächten Abwehrkraft: Kinder und alte Menschen, Kranke, Menschen mit Alkoholproblemen. Ist der gesunde, abwehrkräftige Erwachsene einer Vielzahl an Milben ausgesetzt (wie zum Beispiel die Altenpflegerin an ihrem Arbeitsplatz bei einem massenhaften Befall der von ihr versorgten alten Menschen), so wird auch er befallen. Die Übertragung lediglich durch Händeschütteln oder durch die Leib- und Bettwäsche eines befallenen Menschen ist kaum möglich.

Die Behandlung der Krätze erfolgt durch den Hautarzt. Nähere *Behandlung* Angaben zu den milbentötenden Mitteln sollen hier nicht gemacht werden, da angesichts der Infektiosität der Krätze die Wirksamkeit der Behandlung an erster Stelle steht. Eine eventuelle Giftigkeit der milbentötenden Mittel muß deswegen in Kauf genommen werden, wenn der behandelnde Arzt nach seinen jeweiligen Kenntnissen die Ausheilung der Krätze damit garantiert. Leib- und Bettwäsche sollte man kochen. Nicht waschbare Kleidungsstücke lüftet man fünf Tage. Die Milben sterben nach drei bis vier Tagen, wenn sie ohne die Haut des Menschen sind.

Kopfläuse

Auch die Kopflaus lebt nur auf dem Menschen; daher kommt nur *Erscheinungsbild* eine Ansteckung von Mensch zu Mensch in Frage. Ähnlich wie bei *und Ursachen* der Krätze werden vornehmlich Menschen mit noch nicht ausge-

170 *Die kranke Haut*

reifter Abwehrkraft oder geschwächte Menschen befallen. Zu gehäuftem Auftreten von Kopfläusen kommt es immer wieder in Kindergärten und Schulen. Der Kopflausbefall macht sich an den juckenden Bißstellen bemerkbar, die sich meistens hinter den Ohren und am Hinterkopf finden; es sind linsengroße, gerötete Quaddeln mit einem zentralen, roten Pünktchen: der Bißstelle.

Behandlung   Neben dem synthetischen Lindan (in *Jacutin* von Hermal) sind Präparate mit natürlichem Chrysanthemenextrakt (in *Goldgeist forte* von Gerlach) bei Kopflausbefall abtötend wirksam. Jedoch kommt es vor, daß beide Substanzen bei dafür anfälligen Menschen eine gewisse Giftwirkung auf das Nervensystem entfalten. Demgegenüber sicherer ist die Anwendung eines Extraktes aus dem indischen Neem-Baum (Neem-Essenz von Wala). Der behandelnde Arzt muß jedoch mit dieser Behandlung vertraut sein. Ist dies nicht der Fall, dann gilt für den Kopflausbefall dasselbe wie für die Krätze: Die Wirksamkeit der Therapie rangiert vor der Umgehung von deren eventueller Giftigkeit.

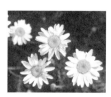

Abb. 54: Chrysanthemen

In jedem Falle muß nach der Anwendung des insektenabtötenden Mittels noch etwas gegen die Nissen getan werden; als Nissen bezeichnet man die gut verkapselten Eier der Läuse, die als gerade noch sichtbare, beigefarbene Kapseln an den Haaren hinter den Ohren kleben. Ihnen kann die abtötende Behandlung nichts anhaben. Man löst die Nissen durch wiederholte Waschung mit lauwarmem Essigwasser (1 Teil 6%iger Speiseessig in 2 Teilen Wasser) (S).

Insektenstiche (-bisse)

Erscheinungsild und Ursachen   Die unterschiedlichsten Insekten können die Haut des Menschen, Blut saugend oder zur Abwehr stechend, irritieren. Nach dem Stich oder Biß bildet sich eine linsen- bis handtellergroße Schwellung und Rötung mit einem zentralen roten Pünktchen, dem Ort der eigentlichen Hautverletzung. Die Schwellung sieht aus wie durch Brennesselkontakt erzeugt; man nennt sie Quaddel. Sie wird hervorgerufen durch Gifte des Insekts. Fast immer juckt sie stark.

Interessant ist die häufige Beobachtung, daß zum Beispiel innerhalb einer Familie immer dieselben Personen von Insekten, gleich welcher Art, gestochen werden. Diese Menschen haben offensichtlich Eigenschaften in ihrem Blut oder bestimmte Ausdünstungen durch Schweiß- oder Talgdrüsen, die die Insekten anlocken. Andere Menschen scheinen diese lockende Wirkung auf die Insektenwelt nicht oder deutlich weniger zu haben.

Milben Meistens aufgrund ihrer Kleinheit nicht mehr sichtbar sind Milben, die auf Pflanzen oder in dem Haar- oder Federkleid der Tiere leben. Sie geraten auf die Haut des Menschen und beißen ihn auf der Suche nach ernährendem Saft. Sie machen ihn dabei als «Fehlwirt» aus und verlassen ihn wieder. Zurück bleibt die juckende Quaddel.

«Erntekrätze» Ein Beispiel für Milbenbefall ist die «Erntekrätze»: Im August, zur Erntezeit, ist die Vegetation in der freien Natur mit zahlreichen kleinsten Milben besiedelt. Auf Spaziergängen durch Wald und Flur oder bei den Erntearbeiten in der Landwirtschaft gelangen sie auf die Haut des Menschen und verursachen eine juckende Aussaat von Quaddeln und aufgekratzten Knötchen. Diese sind meist an den Beinen zu finden, manchmal vermehrt im Bereich der Socken und auf Höhe des Sockenbündchens deutlich begrenzt. Auch können sie hochreichen bis auf den Bauch, hier oft durch die Gürtellinie begrenzt. Denn der eng der Haut anliegende Gürtel bremst ihr Krabbeln unter der Kleidung nach oben.

Infektion Bisse durch Bremsen und verschiedene Fliegenarten können zu Hautinfektionen führen, da die Mundwerkzeuge dieser Insekten nicht selten infiziert sind. Rötung und Schwellung sind dann stärker ausgeprägt. Hinzukommen können eine Überwärmung des betroffenen Hautareals und eine Entzündung der Lymphgefäße, die zu dem «zuständigen» Lymphknoten dieser Region führen. Das ist an einer roten Linie erkennbar, die von der Bißstelle zum Körper hin weist. Der dazugehörige Lymphknoten in Achsel oder Leiste ist dann vergrößert tastbar und schmerzt, wenn man auf ihn drückt. Im Volksmund spricht man von einer «Blutvergiftung». Kühlende Umschläge mit Weleda Calendula-Essenz (1 bis 2 Teelöf-

172 Die kranke Haut

fel auf 1/2 l Wasser) sowie Ruhigstellung der betroffenen Gliedmaßen sind hilfreich. Naturheilkundlich muß intensiv behandelt werden; in jedem Falle muß der Rat des Arztes eingeholt werden.

Zecken Zecken lassen sich nicht einfach entfernen; mit Zeckenbissen können bestimmte Infektionen verbunden sein.

Das Insekt sitzt auf Büschen und Baumzweigen und läßt sich auf Mensch und Tier fallen, wenn es deren Ausdünstungen wahrnimmt. Es bohrt sich mit den Mundwerkzeugen, die Widerhaken besitzen, in die Haut. Oft empfohlene Mittel wie Öl oder Klebstoffe sollte man nicht benutzen, um das Tier zu entfernen, da es sein kann, daß unter der Wirkung dieser Stoffe der Darminhalt des Insekts in die Haut gelangt. Damit kommen dann möglicherweise Erreger in die Haut. Zur Entfernung einer fest in der Haut sitzenden Zecke eignet sich am besten eine spitze Pinzette, mit der man das Insekt zwischen Kopf und Leib packt, um es vorsichtig drehend aus der Haut zu ziehen.

Lyme-
Krankheit Die Erreger von zwei verschiedenen Infektionskrankheiten können durch Zecken übertragen werden: Ein Virus ruft die Frühsommer-Meningoenzephalitis (Entzündung von Hirn und Hirnhäuten) hervor; die sogenannten Borrelien verursachen die Lyme-Krankheit. Die virusbedingte Entzündung von Hirn und Hirnhäuten soll hier nicht näher betrachtet werden.

Die Borrelien sind den Erregern der Syphilis nahe verwandt; 50 Prozent der Zecken sind von diesen Bakterien befallen. Werden Borrelien durch einen Zeckenbiß übertragen, so gibt es eine Hautrötung um den Biß, die von Woche zu Woche an Ausdehnung zunimmt und deutlich begrenzt ist (Erythema chronicum migrans = Wanderröte). Große Teile einer Extremität oder des Rumpfes können schließlich gerötet sein. Heilungen ohne Therapie kommen in diesem Stadium vor. Durch eine Blutuntersuchung mit dem Nachweis der Antikörper gegen Borrelien vermag man die Infektion zu beweisen. Andererseits kann die Infektion mit Borrelien jedoch degenerative Entzündungen in verschiedenen Organsystemen (Haut, Gelenken, Herz, Leber, Niere, Lunge, Gehirn) auslösem Grunde muß mit Antibiotika behandelt werden; ausschließlich über eine Anregung der Selbstheilungskräfte zu behandeln, erscheint zum gegenwärtigen Zeitpunkt als zu risikoreich.

Es gibt heute zunehmend mehr Menschen, die gegenüber Bienen- und Wespengift eine Allergie entwickeln. Ein Bienen- oder Wespenstich vermag bei diesen Menschen einen lebensgefährlichen allergischen Schock (= eine allergische Sofortreaktion) mit Kreislaufzusammenbruch, Übelkeit, Erbrechen, Atemnot und Herzstillstand auszulösen. Menschen mit und ohne atopische Konstitution sind gleich häufig betroffen. Vorsichtshalber sollten Bienen- / Wespenallergiker immer Medikamente bei sich haben, die sie im Falle eines Stiches einnehmen können.

Bienen- / Wespenallergie

Eine wirksame allergologische Therapie ist die sogenannte Desensibilisierung: Über Monate werden in ansteigender Dosierung kleinste Giftmengen unter die Haut gespritzt, die das Abwehrsystem an das Insektengift gewöhnen, bis schließlich ein Bienen- oder Wespenstich keine allergische Reaktion mehr auslöst. Eine anthroposophisch-medizinische Konstitutionsbehandlung vermag die Neigung des Organismus, allergisch auf das Gift zu reagieren, die innere Allergiebereitschaft, zu dämpfen (A).

Vorbeugend gegen Insektenstiche aller Art wirkt Nelkenöl (S). Man kann es in konzentrierter Form in der Apotheke kaufen. Der Duft dieses Öls nimmt den Insekten sozusagen den Appetit. Der Juckreiz nach Insektenstichen wird gelindert durch *Weleda Combudoron-Gelee* oder *Wund- und Brandgel* von Wala (S).

Eingewachsene Nägel (Paronychie)

Häufig im Jugendalter, aber auch während des ganzen späteren Lebens, können die Großzehennägel eine Entzündung an ihrem seitlichen Nagelwall auslösen. Der Nagel wirkt dabei wie ein Fremdkörper, den der Nagelfalz abstoßen möchte. Fußschweiß, das Abschneiden der seitlichen Ecken am vorderen Nagelende und zu enges Schuhwerk mit Feuchtigkeitsstau und seitlichem Druck

Erscheinungsbild und Ursachen

Die kranke Haut

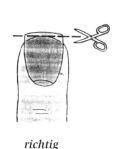 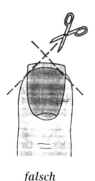

Abb. 55:
Nägelschneiden   *richtig*   *falsch*

auf die Zehen fördern die Entzündung. Auch eine Bakterienbesiedlung trägt zu deren Erhalt bei.

Behandlung   Der Nagel muß gerade geschnitten werden, so daß die Ecken ein bis zwei Millimeter aus dem seitlichen Nagelwall herausschauen. Sodann muß eine eventuelle Erhöhung der Entzündungsbereitschaft am Hautorgan erkannt und behandelt werden (A). Ursachen dafür können Zuckerkrankheit, Übergewicht und Leberträgheit sein. Örtlich sind Fußbäder in Kaliumpermanganat, Teebaumöl auf Wattebausch und *Weleda Wecesin-Salbe* hilfreich (S). Man bereitet das Fußbad mit einigen Kristallen des Kaliumpermanganat (erhältlich in der Apotheke), die sich unter Rühren schnell auflösen, bis das Wasser eine leuchtend violette Farbe hat (S).

Krampfaderleiden (Varikosis)

Das Blut zwischen Schwere und Leichte   In den Arterien fließt das rote Blut, das sich in den Lungen frisch mit Sauerstoff beladen hat, vom Herzen in die Peripherie, zu den Organen, den Muskeln, bis in die Haut. In den Venen fließt das blaue Blut kohlensäurereich aus der Peripherie wieder zum Herzen zurück. Aus den Venen der Beine und des kleinen Beckens muß es entgegen der Schwerkraft nach oben fließen, um durch die große untere Hohlvene zum Herzen zu gelangen. Dies kann zunächst wie ein Wunder anmuten, dessen Wahrnehmung dazu anleitet, dem Blut eine gewisse Eigendynamik beizumessen. Wie im gesamten Organismus auch, so spielt sich besonders im Blut eine Auseinandersetzung zwischen Kräften der Schwere und Kräften der Leichte ab. Im belebten und durchseelten menschlichen Organismus müssen die Kräfte der Leichte und des Lichtes immer die Oberhand behalten. Ist das einmal nicht möglich, so überwiegen die äußeren Kräfte der Physik, was für das venöse System Stauung durch zu schweres und träges Blut bedeutet. Damit ist der Beginn der Krampfader (Varize) beschrieben.

Durch folgende Vorgänge und organische Bildungen wird der venöse Blutrückfluß zum Herzen gefördert: Durch die Arbeit der Bein- und Beckenbodenmuskulatur mit Kontraktion und Erschlaffung der Muskeln werden die Venen massiert, so daß sich das Blut bewegt. Das rhythmische Auf und Ab des Zwerchfells bei der Atmung entwickelt in den Venen einen Sog, der zum Herzen gerichtet ist. Die Venenklappen, die sich wie Schleusentore schließen, wenn das Blut durch Betätigung der Bauchpresse beim Lachen, Niesen, Husten oder beim Stuhlgang nach unten zu fließen droht, verhindern die Umkehr der natürlichen Fließrichtung (zum Herzen) in die krankhafte Richtung (nach unten in die Beine). *Förderung des Blutrückflusses zum Herzen*

Wie entsteht nun eine Venenschwäche, wie entstehen Krampfadern? Zwar hat jeder zweite Mensch in Mitteleuropa mehr oder weniger ausgeprägte Krampfadern; diese nehmen jedoch im Alter zu. So haben Menschen mit 70 Jahren zehnmal häufiger Krampfadern als Dreißig- und Vierzigjährige. *Ursachen*

Die familiäre Disposition spielt eine Rolle: Eine konstitutionelle Schwäche des Bindegewebes führt zu einer Abnahme der Elastizität der Venenwände mit einer Erweiterung der Venen. Wenig Bewegung, langes Stehen und Sitzen fördern die Verlangsamung des Blutflusses in den Beinen. Einengende Kleidung, zum Beispiel eine enge Jeans mit einschneidender Faltenbildung im Leistenbereich beim Sitzen, wirken in dieselbe Richtung. Schuhe mit hohen Absätzen verhindern die ordentliche Arbeit der «Muskelpumpe» im

Wadenbereich. Übergewicht erhöht die Schwerekräfte im Organismus ganz allgemein, weil das Fett die nach unten drückende Masse vermehrt.

Zudem spielt die hormonelle Situation bei der Bildung von Krampfadern eine große Rolle: Varizen sind bei Frauen doppelt so häufig wie bei Männern. Hormoneinnahmen zur Empfängnisverhütung («Pille») fördern die Krampfaderentstehung. Auch Thrombosen kommen unter der Pille häufiger vor, was seinerseits wieder die Venen schädigt und die Varizen fördert. Während der Schwangerschaften drückt das werdende Kind auf die Venen im kleinen Becken, zumal die Gebärmutter der schwangeren Frau vom venösen Blut vermehrt umströmt ist. Zuletzt gehört die Trägheit der Leber, zu deren Aufgaben die Vitalisierung des Blutes zählt, zu den Ursachen des Krampfaderleidens.

Ein maßgebender Vorgang für das Fortschreiten der Krampfadern ist das Auseinanderweichen der Venenwände, so daß die Venenklappen bei drohendem Rückfluß des Blutes vom Bauch in das Bein die Vene nicht mehr verschließen. Erweiterung der Venenwände und nicht schließende Venenklappen schreiten dann oft von der Leiste in Richtung auf den Fuß fort.

Beschwerdebild Mit zunehmender Verlangsamung des Blutflusses in den Beinvenen treten Beschwerden auf: Schmerzen, Schwere- und Spannungsgefühl in den Beinen. Es ist interessant, daß die Heftigkeit der Beschwerden nicht abhängig ist von der Ausprägung der Krampfadern. So kann ein äußerlich gesund aussehendes Bein starke Beschwerden machen und ein Bein mit vielen kleinfingerdicken, stark geschlängelten Venen gar keine Beschwerden. Die unteren Unterschenkel und besonders der Bereich um die Knöchel können anschwellen (= Ödeme). Nächtliche Wadenkrämpfe, Juckreiz, Brennen und Ruhelosigkeit in den Beinen können den betreffenden Menschen quälen. Bestehen die Krampfadern über Jahrzehnte, so können – müssen nicht! – ein Ekzem, eine Braunfärbung und eine Verhärtung der Haut an den unteren Unterschenkeln hinzukommen, so daß diese wie eine umgekehrte Sektflasche aussehen. Auch kann sich ein Unterschenkelgeschwür bilden.

Krampfaderleiden (Varikosis) 177

Vorbeugung

Vorbeugende Maßnahmen bei Neigung zu Krampfadern sind nie zu früh und nie zu spät! Übergewicht muß reduziert werden. Bei der Arbeit sollten sich Stehen und Sitzen abwechseln. Gehen zwischendurch ist günstig, besonders wenn das Abrollen des Fußes betont wird. Treppensteigen betätigt die Muskelpumpe sehr gut. Wandern und Skilanglauf sind zur Vorbeugung geeignet. Skiabfahrten, Jogging, Hüpfen und Gewichtheben fördern die Krampfaderbildung bei vorhandener Veranlagung. Kneippsche Güsse und Wassertreten sind günstig; Moorbäder und Sonnenbestrahlung sollten gemieden werden. Die Heileurythmie vermag die Leichtekräfte im gesamten Organismus zu fördern.

Behandlung

Wichtigstes Prinzip in der Behandlung des Krampfaderleidens ist die Kompression. Dazu kann ein ausreichend starker Kompressionsstrumpf oder – noch besser – ein Kompressionsverband angewandt werden (A). Für den Verband braucht man zwei elastische Binden, die man doppelt gegenläufig vom Fuß zum Knie aufsteigend wickelt (zum Beispiel *Pütter-Verband Lohmann*). Bei einem stauungsbedingten Unterschenkelekzem ist besonders der Zinkleimverband geeignet, dessen Zinkoxidgehalt eine hautberuhigende Wirkung hat (A). Verschiedene Firmen bieten den Zinkleimverband in fertigen Packungen an.

Die Kompressionsverbände müssen gleich morgens nach dem Aufstehen angelegt werden, da zu Beginn des Tages sich noch keine Ödeme gebildet haben. Bei Schweregefühl in den Beinen ist eine Einreibung des gesamten Beines mit *Lotio Pruni comp. cum Cupro* von Weleda hilfreich (S). Günstig wirkt auch ein Bad in Roßkastanienextrakt: *Weleda Kastanien-Bad*, zwei bis drei Eßlöffel pro Vollbad, nicht zu heiß, zwei- bis dreimal in der Woche (S). Der Extrakt aus Roßkastanien (Aesculus hippocastanum) kann auch eingenommen werden; er wirkt gegen Ödeme und tonisiert die Venen (A). Ähnlich wirkt ein Extrakt aus dem echten Steinklee (Melilotus officinalis) (A).

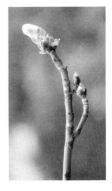

Abb. 56: Knospe der Roßkastanie

178 *Die kranke Haut*

Abb. 57: Anlegetechnik für Unterschenkelbinden gegen Krampfadern

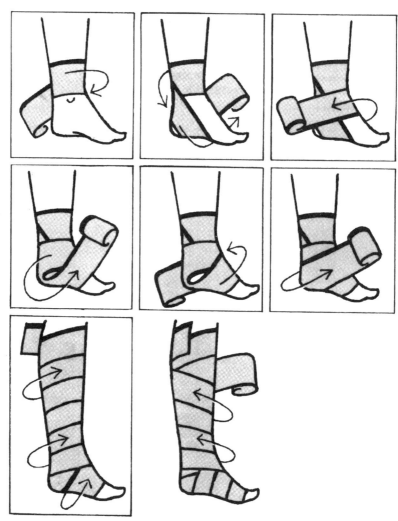

Eine einmal entstandene Deformität der Venen ist ein physischer *Operative* Schaden, der nicht mehr ohne ein operatives Vorgehen oder eine Ver- *Therapie* ödungsbehandlung beseitigt werden kann. Bei der Operation werden die Krampfadern entfernt und / oder unterbunden; bei der Verödung spritzt man ein Mittel ein, das zu einer Venenentzündung führt, in deren Folge die Venenwände verkleben. Beide Verfahren garantieren nicht, daß nicht neue Krampfadern in bisher gesunden Abschnitten des die Beine netzartig umspannenden Venensystems entstehen.

Komplikationen bei Krampfadern

Bei der oberflächlichen Venenentzündung kann man einen *Venenentzündung* schmerzhaften, druckempfindlichen, derben Venenstrang unter ei- ner geröteten, warmen Haut tasten. Arnika enthaltende Salben, Kompressionsverband und körperliche Bewegung gehören zur The- rapie (A).

Die tiefe Beinvenenthrombose führt zu einem leichten Temperatur- *Beinvenen-* anstieg. Das betroffene Bein schwillt an. Es bedarf der stationären *thrombose* Behandlung in einer Klinik, da eine Lungenembolie droht, falls sich ein Thrombus (= Blutgerinnsel) aus der entzündeten Vene löst und in die Lunge gelangt. Falls der Organismus die befallene Vene nach der Thrombose nicht wieder ganz zu öffnen vermag, droht das sogenannte postthrombotische Syndrom mit Braunfär- bung und Verhärtung der Haut am Unterschenkel, Ekzemneigung und der Neigung zum offenen Bein.

Beim offenen Bein ist die Ernährung des Gewebes der Haut durch *Offenes Bein* die chronische Stauungssituation so weit erschwert, daß das Gewe- *(Ulcus cruris)* be zugrunde geht und zerfällt. Die Behandlung des offenen Beines gehört in die Hand des Arztes und ist oft langwierig.

Zur Metamorphosenreihe der Zeichnungen von Hans-Jörg Palm

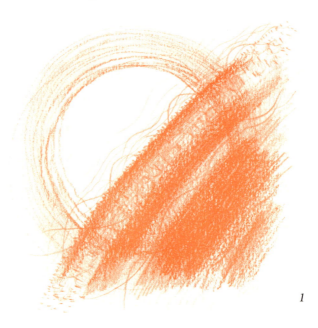

1

Die den Kapiteln vorangestellten Zeichnungen von Hans-Jörg Palm stellen für den Leser eine visuelle Hilfe dar, Entwicklungsprozesse, die sonst nur in den Gedankenabläufen eines Buchinhaltes wahrgenommen werden können, in bildlicher Form mitzuvollziehen. Der Leser kann sich dadurch die Entwicklung eines inhaltlichen Stromes bewußt machen. Auf dieser Doppelseite sind die Zeichnungen im Überblick anschaubar.

Die Zeichnungen begleiten auf freie Weise die Inhalte des Buches, sie sind keine konkrete Illustration, sondern entwickeln sich auf ihre spezifische Weise, analog der Entwicklungsvorgänge im Gedankenfluß des Textes.

Dieses Bewußtwerden von Entwicklungsprozessen bzw. Lebensprozessen – beide haben den gleiche Ursprung, die Sphäre des Lebendigen, des «Ätherischen» – kann dem Leser eine Hilfe sein, diese Prozesse wahrzunehmen und sie sich bewußtzumachen.

Zur Metamorphosenreihe der Zeichnungen von Hans-Jörg Palm

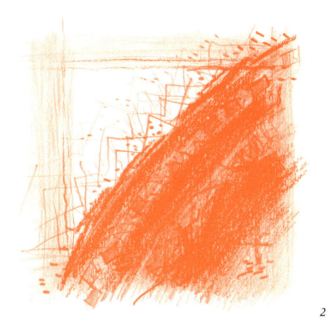

2

Der Künstler Hansjörg Palm

1959	geboren in Vaihingen/Enz
1982/83	Anthroposophisches Studienseminar, Stuttgart
1983-85	Bildhauereistudium, Alanus Kunsthochschule, Bonn
1985-86	Aufbaustudium Bildhauerei, Emerson College, London
1987/88	Naturwissenschaftliches Studienjahr, Goetheanum, Dornach
1989-93	Projekt Landschaftsgestaltung, Goetheanum, Dornach
Seit 1994	freischaffender Plastiker
Seit 1995	Zusammenarbeit mit K. Hansen (Unternehmensberatung)
Seit 1996	Mitglied im BBK – Südbaden

Ausstellungen und Kunstobjekte in Deutschland, Frankreich, Schweiz, England und Japan

Fachbegriffe – kurz erklärt

(A) Kennzeichnung der therapeutischen Maßnahmen, die durch den **Arzt** eingeleitet werden müssen

(S) Kennzeichnung für Maßnahmen, die der Patient selbst ergreifen kann, ohne den Arzt hinzuzuziehen; steht für die **Selbstmedikation**

Allergen Substanz, die allergische Reaktionen auslöst

Allergie Überempfindlichkeit mit Überreaktion des Abwehrsystems

Allergologe Arzt, der sich mit Überempfindlichkeiten auskennt

Allergologie Lehre von den Überempfindlichkeiten des menschlichen Organismus

Anamnese Vorgeschichte (einer Erkrankung)

Anthroposophie Ein Weg, Mensch und Welt nach Leib, Seele und Geist zu verstehen

Antibiotika Synthetische Medikamente zum Abtöten von Bakterien

Antimyotika Synthetische Medikamente zum Abtöten von Pilzen

Atopie Konstitutionelle Neigung zu Überreaktionen an Haut und Schleimhäuten in Form von Neurodermitis, Heuschnupfen und Asthma

atopisch Durch Atopie bedingt

Ausschlag Hautentzündung

Dermatitis Hautentzündung

Dermatologe Hautarzt

Dermatologie Lehre von der Haut und ihren Erkrankungen

Dermatose Hautkrankheit

Diagnose Erkennen und Benennen einer Krankheit

Diathese Krankheitsneigung

Ekzem Hautentzündung

Epikutantest Test zur Feststellung von Überempfindlichkeiten der Haut

Flechte Örtlich begrenzte, schuppende Hautentzündung

Hautdiathese Krankheitsneigung der Haut

Hautkrebs Entartung von Hautzellen

Histologe Fachmann für Untersuchungen des Feingeweblichen

Histologie Lehre von den Geweben des Körpers

Konstitution Angeborene Art des Zusammenwirkens von Körper und Seele, eventuell verbunden mit bestimmten Krankheitsneigungen

konstitutionell durch eine angeborene Veranlagung bedingt

Kortison Medikament zur Behandlung von Hautentzündungen

Menschenkunde Wissen über den

Fachbegriffe **183**

menschlichen Organismus und die Entwicklung des Menschen im Lauf des Lebens

Neurodermitis Konstitutioneller Hautausschlag

Prick-Test Test zur Feststellung von Überempfindlichkeiten von Haut und Schleimhäuten

Quaddel Kleine Hautschwellung

Rhagade Einriß

Seborrhoe Talgfluß

Sofortallergie Überempfindlichkeit mit Reaktion nach Minuten

Spätallergie Überempfindlichkeit mit Reaktionen nach Tagen

Therapie Behandlung

Zytologie Zellenlehre; erforscht Bau und Funktionsweise von Zellen

Nützliche Adressen

*Krankenhäuser der anthroposo-
phisch erweiterten Medizin*

**Gemeinschaftskrankenhaus
Herdecke**
Beckweg 4
58313 Herdecke
Tel. 02330 – 62-1
Fax. 02330 – 62-39 95

Filderklinik
Im Haberschlai 7
70794 Filderstadt-Bonlanden
Tel. 0711 – 7 70 3-0
Fax. 0711 – 7 70 3-1620

Klinik Öschelbronn
Am Eichhof
75223 Niefern-Öschelbronn
Tel. 07233 – 68-0
Fax. 0 7233 – 68-110

Paracelsus-Krankenhaus
Burghaldenweg 60
75378 Bad Liebenzell-
Unterlengenhardt
Tel. 07052 – 92 5-0
Fax. 07052 – 92 5-215

Klinik Lahnhöhe
Am Kurpark 1
56112 Lahnstein
Tel. 02621 – 91 5-0
Fax. 02621 – 91 5-575

Krankenhaus Rissen
Suurheid 20
22559 Hamburg
Tel. 040 – 81 91 23-00
Fax. 040 – 81 91 23-03

**Kreiskrankenhaus
Heidenheim**
Schloßhaustr. 100
89522 Heidenheim
Tel. 07321 – 33 25 02
Fax. 07321 – 33 20 48

**Gemeinschaftskrankenhaus
Havelhöhe**
Kladower Damm 221
14089 Berlin
Tel. 030 – 36 50 1-0
Fax. 030 – 36 50 1-444

Lukas-Klinik
Brachmattstr. 19
CH – 4144 Arlesheim
Tel. 0041 – 61 – 706 71 71
Fax. 0041 – 61 – 706 71 73

Ita-Wegman-Klinik
Pfeffingerweg 1
CH – 4144 Arlesheim
Tel. 0041 – 61 – 7 05 71 11
Fax. 0041 – 61 – 7 05 02 74

Eine Abteilung für Hautkrankheiten gibt es in keinem Krankenhaus der anthroposophisch erweiterten Medizin. Patienten mit Hautkrankheiten können jedoch im Rahmen der Abteilungen für Innere Medizin behandelt werden.

Kinder mit Hautleiden werden auf den Kinderabteilungen in Herdecke, in der Filderklinik und in der Ita-Wegman-Klinik behandelt.

Patienten mit Krebserkrankungen der Haut können unter anderem in der Lukas-Klinik behandelt werden, die auf Tumorerkrankungen spezialisiert ist.

Sanatorien der anthroposophisch erweiterten Medizin

Sanatorium Sonneneck
Kanderner Str. 18
79410 Badenweiler
Tel. 07632 – 75 20
Fax. 07632 – 75 21 77

Sanatorium Haus am Stalten
79585 Steinen-Endenburg
Tel. 07629 – 91 09-0
Fax. 07629 – 91 09-29

Sanatorium Schloß Hamborn
33178 Borchen
Tel. 05251 – 3 88 6-0
Fax. 05251 – 3 88 6-60

Kurklinik Studenhof
79875 Dachsberg-Urberg
Tel. 07672 – 9 23 39-0
Fax. 07672 – 9 23 39-40

Casa di Cura Andrea Cristoforo
Via Collinetta 25
CH – 6612 Ascona
Tel. 0041 – 91 – 7 91 18 41
Fax. 0041 – 91 – 7 92 27 15

Centro de Terapia Antroposófica Lanzarote
Calle Salinas 12
E – 35510 Puerto del Carmen
Tel. 0034–928–512842
Fax.0034–928–512844

Kur- und Thermalzentrum Raphael
Palace Hotel,
I – 38050 Roncegno (TN)
Tel. 0039–461–76 40 12
Fax. 0039–461–76 45 00

Ärztegesellschaften

Gesellschaft Anthroposophischer Ärzte in Deutschland – Ost
Borstr. 23
01445 Radebeul
Tel. 0351 – 8 97 17 15
Fax. 0351 – 8 97 17 15

Gesellschaft Anthroposophischer Ärzte in Deutschland
Roggenstr. 82,
70794 Filderstadt
Tel. 0711 – 7 79 97 11
Fax. 0711 – 7 79 97 12
E-Mail:
Ges.Anth.Aerzte@t-online.de

Gesellschaft Anthroposophischer Ärzte Österreich
Tilgnerstr. 3
A – 1040 Wien
Tel. 0043-1 – 5 04 49 08
Fax. 0043-1 – 5 04 84 04

Vereinigung anthroposophisch orientierter Ärzte in der Schweiz
Dr. med. Eva Streit
Paracelsus-Spital
Bergstr. 16
CH – 8805 Richterswil

Bei diesen Gesellschaften können die Adressen einzelner anthroposophischer Ärzte erfragt werden.

Weitere Adressen

Verein für Anthroposophisches Heilwesen
Johannes-Kepler-Str. 56
75378 Bad Liebenzell-Unterlengenhardt
Tel. 07052 – 20 34
Fax. 07052 – 20 35

Seit über 40 Jahren informiert dieser Verein über die anthroposophisch erweiterte Medizin und ihre Menschenkunde und fördert deren Verbreitung: in über 90 Arbeitsgruppen und therapeutischen Einrichtungen, durch Kurse und Vorträge, durch allgemeinverständliche Schriften und durch politische Gremienarbeit in Deutschland und Europa.

E.F.N.M.U.
**Europäischer Verbraucher-
verband für Naturmedizin**
Beckweg 18
58313 Herdecke
Tel. 02330 – 62 33 29

**Arbeitskreis für Ernährungs-
forschung e.V.**
Niddastr. 14
61118 Bad Vilbel
Tel. 06101 – 52 18 75
Fax. 06101 – 52 18 86

Dieser Verein fördert die Forschung und
Verbreitung der anthroposophischen Er-
nährungslehre, letzteres durch den
zweimonatlich erscheinenden „Ernäh-
rungsrundbrief".

Gesundheitspflege initiativ
Paracelsusstr. 33
73730 Esslingen
Tel. 0711 – 3 16 81 81
Fax. 0711 – 3 16 81 81

Diese gemeinnützige Gesellschaft fördert
Bildung, Beratung und Therapie im Rahmen der anthroposophischen Medizin. Sie
organisiert dazu unter anderem Vorträge
und gibt eine Schriftenreihe heraus.

Berufsverband Heileurythmie
Roggenstr. 82
70794 Filderstadt
Tel. 0711 – 7 79 97 23
Fax. 0711 – 7 79 97 12

Hier können die Adressen von
Heileurythmistinnen und
Heileurythmisten erfragt werden.

**Berufsverband für anthroposophische
Kunsttherapie**
Roggenstr. 82
70794 Filderstadt
Tel. 0711 – 7 79 97 23
Fax. 0711 – 7 79 97 12

Hier können die Adressen von Kunst-
therapeutinnen und Kunsttherapeuten in
den Bereichen Plastizieren, Malen, Musizieren und Sprache erfragt werden.

Firma Jungebad
Heckenweg 30
73087 Bad Boll
Tel. 07164 – 1 44 61
Fax. 07164 – 1 44 60

Vertreibt Öldispersionsgeräte,
außerdem ätherische Öle auf Olivenöl-
basis; Seminarangebot auf Anfrage.

*Anthroposophisch orientierte
Hersteller von Arznei- und
Körperpflegemitteln*

Weleda AG
Stollenrain 11
CH–4144 Arlesheim
Tel. 0041–61–7052121
Fax. 0041–61–7052310

WELEDA AG Deutschland
Möhlerstraße 3–5
73525 Schwäbisch Gmünd
Tel. 07171 – 919-0
Fax. 07171 – 919-424
WWW.weleda.de
(Weleda Deutschland)

Die Weleda AG fördert die Verbreitung der anthroposophischen Medizin u. a. durch die Herausgabe der „Weleda Nachrichten", die viermal jährlich kostenlos auf Anfrage an Abonnenten verschickt werden. Die WN enthalten informative Aufsätze zu verschiedenen Themen des Lebensbereichs Gesundheit und Krankheit.

Wala Heilmittel GmbH
Postfach 11 91
73085 Eckwälden / Bad Boll
Tel. 07164 – 930-0
Fax. 07164 – 930-297

Die Körperpflegemittel der Wala GmbH sind unter dem Namen „Dr. Hauschka" bekannt.

Abnoba Heilmittel GmbH
Hohenzollernstraße 16
75177 Pforzheim
Tel. 07231 – 31 64 78
Fax. 07231 – 35 87 14

Die Abnoba GmbH stellt hauptsächlich Mistelpräparate her.

Helixor Heilmittel
Fischermühle
72348 Rosenfeld
Tel. 07428 – 93 5-0
Fax. 07428 – 93 5-102

Die Firma Helixor stellt Mistelpräparate und Salben her.

Novipharm
Klagenfurter Straße 164
A–9210 Pörtschach
Tel. 0043–4272–2 75 10
Fax. 0043–4272–31 19
Zweigstelle Pforzheim:
Haidachstr. 29
75181 Pforzheim
Tel. 07231 – 6 97 97
Fax. 07231 – 6 61 48

Die Firma Novipharm stellt ausschließlich Mistelpräparate her.

Gebr. Schaette KG
Postfach
88339 Bad Waldsee
Tel. 07524 – 4 01 50
Fax. 07524 – 4 01 5-40

Die Gebr. Schaette KG stellt hauptsächlich biologische Tierpharmazeutika und Futtermittel her. Daneben bietet sie eine Reihe guter Körperpflegemittel an.

Literaturhinweise

Zur anthroposophischen Medizin:

Walter Bühler, **Der Leib als Instrument der Seele**, Stuttgart, [12]1993

M. Glöckler, W. Göbel, **Kindersprechstunde**, Stuttgart, [13]1999

Altner, Krauth, Lünzer, Vogtmann (Hrsg.): **Gentechnik und Landwirtschaft**. Karlsruhe, 2. erg. Aufl. 1990

Anthroposophie: Sieben grundlegende Werke Rudolf Steiners (Alle Rudolf Steiner Verlag, Dornach / Schweiz; GA = Gesamtausgabe)
Grundlinien einer Erkenntnistheorie der Goetheschen Weltanschauung. GA 2, [7]1979
Wahrheit und Wissenschaft. GA 3, [5]1980
Die Philosophie der Freiheit. GA 4, [15]1987
Theosophie, Einführung in übersinnliche Welterkenntnis und Menschenbestimmung. GA 9, [31]1987
Wie erlangt man Erkenntnisse der höheren Welten? GA 10, [23]1982
Die Geheimwissenschaft im Umriß. GA 13, [30]1989
Von Seelenrätseln. GA 21, [5]1983

Arbeitsgruppe Louis Bolk Instituut, Driebergen /NL (Hrsg.): **Genmanipulation an Pflanze, Mensch und Tier.** Grundlagen zur Urteilsbildung. Stuttgart, 1994

Volker Fintelmann, **Intuitive Medizin – Einführung in eine anthroposophisch ergänzte Medizin**, Stuttgart, 1987

Ilse Horny, **Eurythmie – die heilende Bewegungskunst**, Verein für Anthroposophisches Heilwesen e.V., Bad Liebenzell–Unterlengenhardt

Petra Lange, **Hausmittel für Kinder – Naturgemäß vorbeugen und heilen**, Reinbek, 1993

Maria Thun, **Aussaattage**, Biedenkopf/ Lahn, jährlich neu

Richard Wagner, **Krebs – 160 Fragen und Antworten zur Therapie mit Iscador**, Stuttgart, 1996

Otto Wolff, **Die naturgemäße Hausapotheke**, Stuttgart, [4]1991

190 *Literaturhinweise*

Zur Ernährung:

Petra Kühne, **Ernährungssprechstunde**, Stuttgart, 1994

Erich Rauch, **Die Darmreinigung nach Dr. med. F. X. Mayr**, Heidelberg, 1998

Udo Renzenbrink, **Diät bei Allergie**, Bad Liebenzell–Unterlengenhardt, 1987

Otto Wolff, **Was essen wir eigentlich?** Praktische Gesichtspunkte zur Ernährung, Stuttgart, 1996

Zum Thema Haut:

Harald Bresser, **Leberfleck und Pfirsichhaut – Was Frauen über ihre Haut wissen sollten**, München, 1996

Reinhard K. Achenbach, **Der Haut-Ratgeber: Alles über Haut, Haare, Nägel**, Stuttgart, 1997

Zur Selbsterziehung:

Walther Bühler, **Heilkräfte lebendigen Denkens**, Bad Liebenzell–Unterlengenhardt, [8]1993

Walther Bühler, **Meditation als Heilkraft der Seele**, Bad Liebenzell–Unterlengenhardt, [7]1993

Walther Bühler, Kurt Brotbeck, **Willensschulung – eine Notwendigkeit in Pädagogik und Selbsterziehung**, Bad Liebenzell–Unterlengenhardt, [7]1994

Rudolf Treichler, Walther Bühler, A. Schütze, **Nervosität – ich habe keine Zeit**, Bad Liebenzell–Unterlengenhardt, [9]1997

Register

Abszeß 153
Abwehreiweiß 75, 123
Abwehrzellen 22
Ackerschachtelhalm 87, 89, 109, 115, 126
Akne 115
Allergen 100, 123
Allergenität 100
Allergie, Soforttyp 123
Allergie, Spättyp 101
Allergietest 102, 124
allergisches Kontaktekzem 100
Altersekzem 112
Altersflecken 135
Altershaut 136
Alterswarzen 135
Ameise 97, 153
Anthroposophie 30
Antibabypille 119, 176
Antibiotika 63, 83, 156
Antimon(it) 64, 108, 121
Antimykotika 161
Antirheumatika 26
Architektur 54
Arnica 100
Asthma 65, 103
Atopie 71
atopische Hautdiathese 72
atopisches Ekzem 71
atopischer Winterfluß 78
Ausschlag 79
Austrocknungsekzem 112,137

Basaliom 149
Basalmembran 18
Beinvenenthrombose 179
Berberitze 98
Bergkristall 65
Berufskrankheiten 103
Beugenekzem 80, 94
Biene 151
Bienenallergie 173
Bindehautentzündung (Conjunctivitis allergica) 71, 123
Bingelkraut 153
Birkenrinde 99, 113
Blutschwamm 134
«Blutvergiftung» 171
Borrelien 172
Borretschöl 87
Brennessel 126, 130
Bronchialasthma 65, 72, 80, 123
Bronchitis 65
Brustdrüsenentzündung 89
Brustwarzenekzem 78, 89

Cantharis 166
Calendula siehe Ringelblume
Chemotherapie 149
Chromatekzem 100, 103
Chrysanthemenextrakt 170

Darm 62
Darmflora 62

192 *Register*

Dellwarze 76, 164
Dermographismus 73
Desensibilisierung 172
Digestodoron 64
Duftdrüsen 25
dunkelhäutig 141

Eichenrinde 105, 108, 126
Eisen 118, 128, 130
Eiterflechte 76, 155
Eiterpickel 117
Ekzem 79
Ekzem, atopisches 71, 81
Ekzem, endogenes 81
Ekzem bei offenem Bein 101
Ekzem, dyshidrotisches 107
Ekzem, seborrhoisches 113
Ekzembereitschaft 103
Entzündung 49
Epidermiszyste 154
Epikutantest 102
Ernährung 64
Erntekrätze 171
Erysipel 155

Falten 50, 137
Faulecken 78
Fettgewebe 28
Fettlamellen 18
Feuchtigkeitscreme 122
Feuermale 134
Fieber 82, 156
fiebersenkende Mittel 83
Follikulitis 151
Formkräfte 45, 73, 142
Fumarsäure 98
Furunkel 152
Fußpilz, Tinea pedum 160

Gänsehaut 35
Gelber Enzian 64, 87
Grundsubstanz der Haut 24, 155
Grützbeutel 154
Gürtelrose, Herpes zoster 166

Haar 27
Haarausfall 128
Haarausfall, kreisrunder 130
Haarbalgentzündung 151
Haarpflegemittel 106
Haarschnitt 128
Haarwachstum 27, 128
Haarzwiebel 27, 128
Halicar 106
halonierte Augen 74
Handekzem 107
Harnstoff 19, 72
Hausfrauenekzem 104
Hausstaubmilben 19, 75
Hautanhangsorgane 27, 52
Hautatmung 43
Hautdiathese, atopische 72
Hautkrebs, schwarzer 139
Hautporen 26
Hautspannungslinien 158
Hauttypen, helle und dunkle 141
Hefen auf der Haut 114, 162
Hefen im Darm 61, 96, 126
Heileurythmie 88, 146, 177
hellhäutig 141
Herpes 76, 165
Heuschnupfen 71, 80, 103
Histologie 15
Hormonpflaster 26
Hormonpräparate 119
Hornkegel, siehe Keratosis pilaris
Hornschicht, Hornzellen 18

hyperkinetisches Syndrom 77

Immunglobulin E 75, 123
Immunsystem 62, 75, 123, 146, 156
Impetigo contagiosa 155
Impfungen 83
Infektionsneigung 75
Injektionen bei Kindern 69
Inkarnat 54
Insektenstiche, -bisse 170

Juckreiz 73, 86, 105, 106
Johanniskraut 127

Kälberflechte 160
Kalzium 49, 87, 126
Kamille 100, 105, 117
Kapillaren 23, 34, 43, 47, 66
Kapuzinerkresse 118
Keratosen, aktinische 137, 150
Keratosis pilaris 74, 89
Kleidung 43, 54, 148, 158
Kleieflechte 157
Klimatherapie 88, 98
Knollennase 120
Komedo, siehe Mitesser
Kompressionsverband 177
Kontaktekzem 99
Kontaktekzem, allergisches 100
Kontaktekzem, photoallergisches
  und phototoxisches 105
Kontaktekzem, toxisches 104
Kopfläuse 169
Kortison 69, 105
Kosmetikerin 118
Krampfadern 102, 174
Krätze, Scabies 168
Kupfersalbe 119

künstlerische Therapie 88, 147
Kupferfinne, Rosazea 120
Kwasz 64, 97

Landmannshaut 49
Lebensbaum, Thuja 165
Leber 25, 36, 60, 96
Leberflecken 132
Lebertran 99
Lederhaut 22
Lentigines siehe Altersflecken
Lichtdermatose, polymorphe 126
Lichtschwiele 49
Lidekzem 106
Linolensäure 87
Lyme-Krankheit 172
Lymphknoten 80, 139, 150, 171
Lymphgefäße 139, 156, 171

Maltherapie 88, 147
«Mandelmilch» 91
Malve 105
Mayr-Kur 97, 126
Melanom 139
Melanozyten 21, 139
Mensch, dreigliedriger 38
Mensch, viergliedriger 29
Milben 171
Milchsäure 97
Milchschorf 77, 88
Mineralöl 67
Misteltherapie 146
Mitesser 117
Mondrhythmus, –zyklus 19, 66, 128
Mundfäule 165
Muttermale, braune 132
Muttermilch 85, 91

194 Register

Nachtkerzenöl 87
Nagel 27, 174
Nagel, eingewachsener 173
Nagelpilz, Onychomykose 162
Nahrungsmittelunverträglichkeiten 75,
  81, 89
Neem-Baum 129, 170
Nelkenöl 173
Nerven 35
Nervenlinien 167
Nerven-Sinnessystem 38
Nervenzellen 20
Nesselsucht 122
Neurodermitis 71
Nickelallergie 74, 103
Nickelekzem 101
Nikotinpflaster 26
Nitroglyzerinpflaster 26
Nieren 25, 60
Nystatin 65

Oberhaut 17
Obstipation 97
Ödeme 176
Offenes Bein 179
Ohrrhagade 78
Öldispersionsbäder 86
Öldispersionsgerät 86
Olivenöl 86
Östrogen 119

Papillen 23
Paraffin 67, 117
Periorale Dermatitis 121
Perlèche 78
Pfirsichblüt 54
Pfundsnase 120
Phantasiekräfte 85
Phosphor 158, 161

Pickel 117
Pigmentbildner 21, 139
Pigmentnaevi 132
«Pille» 119, 176
Pilzerkrankungen der Haut 159
Pityriasis versicolor 157
Pityriasis rosea 158
polymorphe Lichtdermatose 126
Poren 26
postthrombotisches Syndrom 179
Prick-Test 123
Pseudoallergie 124
Psoriasis vulgaris siehe
  Schuppenflechte
Pubertätsakne 115
Pubertätszeit 115

Quaddel 122
Quarz 64, 87, 118, 156
Quincke-Ödem 122

Reflexbögen 66
Rhagade 89
Rheumasalben 26
Rhinophym, Pfundsnase 120
Rhythmisches System 42
Ringelblume 89, 100, 106, 117, 155
Rosazea siehe Kupferfinne
Roßkastanie 177
Röschenflechte 158
Rote Waldameise 97, 153
Rubisan 98
Salbei 166
Sandkastenekzem 80
Sarsaparilla 98, 99
Sauerkrautsaft 97
Sauermilchprodukte 64
Säuglings, Haut des 50
Säureschutzmantel 51

Register 195

Schälblasen 76
Schlangengift (Lachesis) 152
Schleimhäute 48
Schock, allergischer 123
Schock, seelischer 60
Schroth-Kur 97
Schuppen 18
Schuppenflechte 92
Schweiß 41
Schweißdrüsen 24, 41
Schweißrinne 114
Seemannshaut 49
Seidelbast 168
Senföle 65
Sensibilisierung 101
Sesquiterpenlactone 100
Silber 87
Sinneszellen 23
Sklerose 49, 113
Sofortallergie 123
Sonnenallergie 126
Sonnenlicht 49
Spätallergie 101
Spielzeug 84
Spinaliom 150
Staphylokokken 80, 151, 155
Steinklee 177
Stoffkräfte 45
Stoffwechsel 41
Stoffwechsel-Gliedmaßensystem 40
Streptokokken 80, 155, 156
Streureaktion 101
Stutenmilch 92
Substanzstrom 46

Talerflechte, Tinea corporis 159
Talg 41
Talgdrüsen 25, 41, 112

Tannolact 108
Teebaumöl 115, 158, 161, 174
Tollkirsche 151

Übergewicht 28, 174, 177
«Übernervung» 72
Ulcus cruris 179
ungesättigte Fettsäuren 87
Unterhaut 27
Unterschenkelekzem 110
Urticaria siehe Nesselsucht

Varikosis 174
Vaseline 67, 117
Venenentzündung 179
Verhornendes Handekzem 107
Vitamin B12 92, 117
Vitamin C 90
Vitamin D 49
Vitiligo 131

Wanderröte 172
Warzen, gewöhnliche 76, 163
Warzen, seborrhoische 135
Wegwarte 64
Weißfleckenkrankheit 131
Wespenallergie 173
Wiesengräserdermatitis 105
Windeldermatitis 111
Winterfuß, atopischer 78
Wundrose 155
Zecken 172
Zeitkrankheiten 71
Ziegenmilch 92
Zinkleimverband 177
Zinkschüttelmixtur 127, 159
Zitronenmelisse 166
Zwei-Phasen-Ekzem 104

Verein für Anthroposophisches Heilwesen

«Da können sie nicht durch äußere Vorschriften wirken, da können sie nur wirken, wenn sie in die menschliche Sozietät hineinbringen ein Laienpublikum, das mit Menschenverständnis dem aufklärend für Prophylaxe wirkenden Arzte gegenübersteht, wo immer ein lebendiges Zusammenwirken zur Erhaltung der Gesundheit zwischen dem Sachverständigen und dem menschenverständigen Laien eintreten kann.»

(R. Steiner, 7. April 1920)

Um dieser zeitnotwendigen Aufgabe gerecht zu werden, ist von Ärzten und Laien 1952 der Verein für ein erweitertes Heilwesen / heute: Verein für Anthroposophisches Heilwesen mit Sitz in Bad Liebenzell-Unterlengenhardt gegründet worden.

Vordringliches Vereinsziel ist die Bekanntmachung und Förderung einer Medizin und ihrer Menschenkunde, die den Menschen als eine Einheit von Körper, Seele und Geist versteht und sich diesen gleichermaßen zuwendet. Dieser geisteswissenschaftlich orientierten Medizin geht es nicht nur darum, die Kranken zu heilen, sondern vor allem auch darum, die Menschen gesund zu erhalten. Mit einer intensiven Öffentlichkeitsarbeit versucht der Verein, das Wissen dieser Richtung sowie ein ganzheitliches, spirituelles Verständnis des Menschen zu vermitteln.

So veranstalten wir Vorträge und Seminare zu den verschiedenen Lebensbereichen, um eine vorbeugende Gesundheitspflege zu fördern. Wir geben Orientierungsschriften heraus in der Reihe «Beiträge für eine bewußte Lebensführung in Gesundheit und Krankheit» die Lebensfragen von der Kindheit bis zum Alter für jedermann verständlich beantworten und praktische alltägliche Lebenshilfe bieten. Unser Anliegen ist es, initiativfreudige Mitglieder darin zu unterstützen, sich zu einer örtlichen Arbeitsgruppe zusammenzuschließen, die den jeweiligen Gegebenheiten ihres Ortes entsprechend Öffentlichkeitsarbeit leisten kann. Dem Verein sind inzwischen über 80 Arbeitsgruppen und Therapeutika angeschlossen sowie mehrere Schwesternvereine im Ausland. Die Unterstützung und Betreuung dieser Einrichtungen ist eine seiner wesentlichen Aufgaben. Ein weiteres Ziel besteht darin, im gesundheitspolitischen Bereich den notwendigen Freiraum für ein allgemeines freiheitliches Gesundheitswesen zu erhalten und zu vergrößern. Die in den 70er Jahren gesetzlich (SGB V) verankerten Rechte auf Selbstbestimmung des Patienten, Therapiefreiheit des Arztes, Vielfalt der Therapieeinrichtungen gilt es heute, gegen vielfache Angriffe von Seiten der rein naturwissenschaftlich orientierten Medizin zu verteidigen. Der Verein hat sich mit den Berufsverbänden für Heileurythmie, anthroposophische Kunsttherapie, rhythmische Massage nach Dr. Wegmann und der «Gesellschaft Anthroposophischer Ärzte in Deutschland» verbunden, um mit der «Aktion 98: Gesundheit! Ich wähle selbst.» die Öffentlichkeit auf die zunehmenden Beschränkungen für die «Besonderen Therapierichtungen» aufmerksam zu machen, im politischen Bereich für den Erhalt der freiheitlichen Rechte zu kämpfen und an die Mithilfe des mündigen Bürgers zu appellieren. Ein drittes Ziel für das Heilwesen umfaßt die Förderung und Unterstützung von anthroposophischen orientierten Initiativen im Gesundheitswesen wie Aus- und Fortbildung, Forschungs- und Ausbildungsstätten, Arbeitsgruppen, Therapeutika und Arztpraxen. Die Verwirklichung wird ermöglicht durch die finanzielle Mithilfe und Spendenfreudigkeit aller Mitglieder und Interessenten, die damit den Umfang der verschiedenen Fonds bestimmen. Rundbriefe, Mitgliederversammlungen und regelmäßige Aussendungen mit den neuesten Schriften halten Kontakt und Impulsierung zwischen den Mitgliedern und dem Verein lebendig.

Die Kraft des Vereins, sich für die Verwirklichung dieser Ziele einzusetzen, hängt von seiner Mitgliederzahl ab.

Alle diejenigen, die in einem freiheitlichen Gesundheitswesen und in der Unterstützung und Verbreitung der anthroposophischen Medizin ein wichtiges Anliegen sehen, möchten wir daher dazu aufrufen, dem Verein für Anthroposophisches Heilwesen beizutreten und damit seine Wirkensmöglichkeit zu verstärken!

Kontakt:
Verein für Anthroposophisches Heilwesen
Johannes-Kepler-Str. 56, 75378 Bad Liebenzell
Tel. 07052-2034, 2035, Fax: 07052-4107
E-Mail: verein@heilwesen.de

Internet: http://www.heilwesen.de

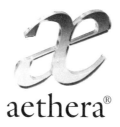

aethera

Ganzheitlich handeln und heilen

aethera® möchte Menschen helfen, ganzheitlich zu handeln und zu heilen. Für alle Lebensbereiche, die unsere Gesundheit betreffen, sei es im körperlichen, im seelischen oder im geistigen Sinne, bietet aethera® Ratgeber an, die vor dem Hintergrund der Anthroposophie neue Wege weisen. Denn Gesundheit gibt es heutzutage nicht umsonst: der Mensch muß sich immer mehr selbst orientieren und sich letztlich auch selber weiterhelfen. Die Medizin, gerade wenn sie ganzheitlich orientiert ist, kann dann Hilfe zur Selbsthilfe sein.

So heißt das Leitmotiv des aethera®-Programms: Die heilenden Kräfte im Menschen stärken, die Bildung des eigenständigen Urteils unterstützen, die Initiativbereitschaft von Patienten und Verbrauchern fördern.

aethera® kommt aus dem Hause Freies Geistesleben und Urachhaus in Zusammenarbeit mit der Heilmittelfirma WELEDA und der Patientenvereinigung Verein für Anthroposophisches Heilwesen. Die am aethera®-Programm Beteiligten hoffen, daß die hier erscheinenden Bücher möglichst vielen Menschen Ratgeber und Helfer sein werden.

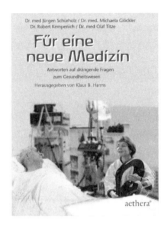

Dr. med Jürgen Schürholz
Dr. med. Michaela Glöckler
Dr. Robert Kempenich
Dr. med. Olaf Titze
Für eine neue Medizin
Antworten auf drängende
Fragen zum Gesundheitswesen
Hrsg. Klaus B. Harms
ca. 160 Seiten, mit zahlreichen
Abbildungen, kartoniert

Vier Gespräche vermitteln ein klares und persönlich engagiertes Bild davon, was eine anthroposophisch erweiterte Medizin zu den Grundfragen unseres Gesundheitswesens zu sagen hat.

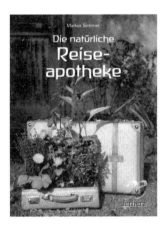

Markus Sommer
Die natürliche Reiseapotheke
ca. 100 Seiten, mit zahlreichen
Abbildungen, kartoniert

Wer Naturheilmittel schätzt, wird auch auf Reisen nicht darauf verzichten wollen. Die anthroposophische Medizin bietet viele bewährte Präparate, mit denen man die meisten Krankheiten, die unterwegs auftreten, vermeiden oder wirksam behandeln kann, soweit dies durch Selbstmedikation möglich ist.

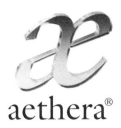

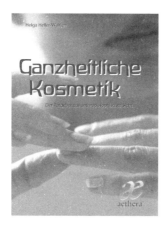

Helga Heller-Waltjen
Ganzheitliche Kosmetik
Der Ratgeber
aus anthroposophischer Sicht
ca. 160 Seiten, mit zahlreichen
Abbildungen, kartoniert

In diesem ersten Ratgeber zur Naturkosmetik aus anthroposophischer Sicht gibt die erfahrene Kosmetikerin Helga Heller-Waltjen konkrete Empfehlungen, welche Art der Hautpflege im Sinne eines ganzheitlichen Verstehens von Mensch und Natur hilfreich und sinnvoll ist.

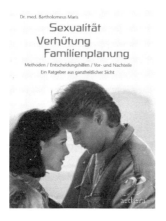

Dr. med. Bartholomeus Maris
Sexualität – Verhütung – Familienplanung
Methoden, Entscheidungshilfen,
Vor- und Nachteile
Ein Ratgeber aus ganzheitlicher Sicht
ca. 160 Seiten, mit zahlreichen
Abbildungen, kartoniert

Wird über eine geeignete Methode zur Schwangerschaftsverhütung nachgedacht, steht die Frage nach ihrer Sicherheit meist an erster Stelle. Wer jedoch von Anfang an neben der Zuverlässigkeit auch mögliche Auswirkungen auf Sexualität, Partnerschaft und Familienplanung in seine Überlegungen einbeziehen möchte, findet in diesem Ratgeber eine unentbehrliche Hilfe.

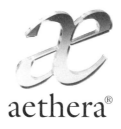